Alimentação SAUDÁVEL

PERGUNTAS E RESPOSTAS
AO SABOR DA CIÊNCIA

Dados Internacionais de Catalogação na Publicação (CIP)
Jeane Passos de Souza – CRB 8ª/6189

Alimentação saudável : perguntas e respostas ao sabor da
ciência / Bruno Gualano, Desire Coelho, Fabiana Benatti,
Guilherme Artioli, Hamilton Roschel. – São Paulo : Editora
Senac São Paulo, 2020.

Bibliografia.
ISBN 978-65-5536-173-5 (Impresso/2020)
e-ISBN 978-65-5536-174-2 (ePub/2020)
e-ISBN 978-65-5536-175-9 (PDF/2020)

1. Alimentação saudável   2. Nutrição   3. Nutrição :
Emagrecimento   4. Dietas populares – Evidências
científicas   5. Mitos alimentares   I. Gualano, Bruno.
II. Coelho, Desire. III. Benatti, Fabiana. IV. Artioli,
Guilherme. V. Roschel, Hamilton.

20-1154t

CDD – 613.2
BISAC HEA048000

Índice para catálogo sistemático:
1. Alimentação Saudável : Nutrição   612.3

Bruno Gualano | Desire Coelho | Fabiana Benatti
Guilherme Artioli | Hamilton Roschel

Alimentação
SAUDÁVEL

PERGUNTAS E RESPOSTAS
AO SABOR DA CIÊNCIA

Editora Senac São Paulo | São Paulo | 2020

ADMINISTRAÇÃO REGIONAL DO SENAC NO ESTADO DE SÃO PAULO
Presidente do Conselho Regional: Abram Szajman
Diretor do Departamento Regional: Luiz Francisco de A. Salgado
Superintendente Universitário e de Desenvolvimento: Luiz Carlos Dourado

EDITORA SENAC SÃO PAULO
Conselho Editorial: Luiz Francisco de A. Salgado
Luiz Carlos Dourado
Darcio Sayad Maia
Lucila Mara Sbrana Sciotti
Luís Américo Tousi Botelho

Gerente/Publisher: Luís Américo Tousi Botelho
Coordenação Editorial: Ricardo Diana
Prospecção: Dolores Crisci Manzano
Administrativo: Verônica Pirani de Oliveira
Comercial: Aldair Novais Pereira

Edição e Preparação de Texto: Heloisa Hernandez do Nascimento
Coordenação de Revisão de Texto: Marcelo Nardeli
Revisão de Texto: Carolina Hidalgo Castelani
Projeto Gráfico, Capa e Editoração Eletrônica: Antonio Carlos De Angelis
Coordenação de E-books: Rodolfo Santana
Impressão e Acabamento: Gráfica CS

Proibida a reprodução sem autorização expressa.
Todos os direitos desta edição reservados à
Editora Senac São Paulo
Av. Engenheiro Eusébio Stevaux, 823 – Prédio Editora
Jurubatuba – CEP 04696-000 – São Paulo – SP
Tel. (11) 2187-4450
editora@sp.senac.br
https://www.editorasenacsp.com.br

© Editora Senac São Paulo, 2020

Sumário

Nota do editor, 7

Apresentação, 9

I. NUTRIÇÃO, EXERCÍCIOS E EMAGRECIMENTO, 13

Por que há tanta controvérsia no mundo da nutrição?, 15

Qual a diferença entre emagrecer e perder peso?, 21

Por que é tão fácil engordar e tão difícil emagrecer?, 23

Existe uma atividade física ideal?, 29

Quanto mais eu treino, mais eu gasto energia?, 31

II. A CIÊNCIA POR TRÁS DAS DIETAS POPULARES, 35

O que são dietas?, 37

Quais são as dietas mais populares?, 39

   Dieta low-carb, 39

   Dieta dos pontos, 44

   Dieta paleolítica, 46

   Dieta mediterrânea, 49

   Dieta do jejum intermitente, 52

   Dieta hiperproteica, 54

Dietas restritivas funcionam?, 59

III. MITOS E VERDADES, 65

Leite faz mal?, 67

Frutas e sucos engordam?, 71

Glúten faz mal?, 75

Algum alimento acelera o metabolismo?, 81

O uso de adoçantes é indicado?, 85

Devo cozinhar com qual tipo de gordura?, 91

Alimentos integrais são mais saudáveis?, 95

Comer carboidratos à noite engorda?, 101

Açúcar faz mal?, 105

Preciso comer de 3 em 3 horas?, 113

Dietas ou sucos detox funcionam?, 117

Proteína vegetal é inferior à animal?, 119

Sal faz mal?, 121

"Pular" o café da manhã emagrece?, 125

Carne vermelha causa câncer?, 127

IV. EXISTE UMA ALIMENTAÇÃO IDEAL?, 129

O que é comer saudável?, 131

Sobre os autores, 139

Nota do editor

A nutrição, objeto de tantas conversas e matérias de jornais e revistas, é estudada e debatida no dia a dia por Bruno Gualano, Desire Coelho, Fabiana Benatti, Guilherme Artioli e Hamilton Roschel, pesquisadores que, além de sua atuação acadêmica ou de atendimento clínico à população, também movimentam o Ciência inForma, blogue e canal do YouTube em que discutem alimentação, exercícios e assuntos correlacionados.

Nesta publicação, os autores se reuniram com o objetivo de esclarecer as principais dúvidas que surgem sobre o tema, trazendo a perspectiva da ciência a partir de estudos consistentes na área e seus resultados obtidos. Sob essa óptica, o emagrecimento, as dietas, os mitos e as verdades e a alimentação ideal são abordados no formato de perguntas e respostas, apresentando a bibliografia tratada no fim de cada tópico, para quem quiser se aprofundar mais nas questões. O *Guia alimentar para a população brasileira*, referência quanto à alimentação saudável, é comentado na última parte do livro (ver "O que é comer saudável"), que orienta sobre escolhas e hábitos alimentares.

O Senac São Paulo, com este lançamento, tem como objetivo contribuir para o debate acerca da nutrição, sob o olhar da ciência, a fim de aclarar o que tem ou não fundamento sobre as crenças e os mitos relacionados à alimentação.

Apresentação

Toda vez que uma edição da Copa do Mundo de futebol se aproxima, a paixão pela modalidade se aflora e os debates sobre o tema tomam conta dos almoços em família, dos encontros nos bares e das discussões em redes sociais. Cada brasileiro sente que domina o assunto com desenvoltura tal que pode escalar a sua própria seleção "ideal" – afinal, o futebol permeia nossa cultura e nossa história de vida.

E o mesmo não se aplica à alimentação e às escolhas que fazemos? Vejamos: todos nós comemos todos os dias de nossas vidas; temos gostos, experiências, prazeres, repulsas e memórias associadas com os alimentos, o que nos torna, de certa maneira, especialistas no tema. Daí, surgem duas implicações: em primeiro lugar, nossas opiniões de especialistas nem sempre andam de mãos dadas com a ciência da alimentação, já que o que funciona para um pode não funcionar para todos. É o que explica o inexorável fracasso da "dieta ideal", mito criado para vender a falsa ilusão de que uma única forma de se alimentar atende todas as pessoas. E isso nos remete ao segundo ponto: toda nossa história alimentar não pode ser descartada ao sabor da mais nova dieta da moda. Cada indivíduo precisa ter respeitada sua cultura alimentar, sua individualidade. Nesse sentido, conceitos como (re)educação alimentar são problemáticos, pois consideram o indivíduo como uma tábula rasa a ser preenchida por normas alimentares externas – algumas com mais, outras com menos amparo científico –, impostas por um terceiro – com mais ou menos conhecimento.

Geralmente, dá-se uma importância quase que exclusiva à ciência do alimento depois de ingerido: digestão, biodisponibilidade, metabolismo. Eleva ou diminui o colesterol? Causa ou trata diabetes? Engorda ou emagrece? Além disso, os alimentos têm sido reduzidos a um apanhado de nutrientes, que se dividem em vilões e mocinhos. Nessa era do "nutricionismo", poucos se lembram de que cada nutriente que ingerimos nas nossas incontáveis refeições se ligam a tantos outros nutrientes e substâncias diversas em milhões de combinações possíveis, tornando qualquer inferência sobre o efeito de um nutriente isolado, no mínimo, imprecisa. Contra essa abordagem reducionista, é preciso reconhecer que nossas refeições são verdadeiros eventos culturais, que podem acontecer em companhia de outras pessoas ou isoladamente, com tempo ou na pressa, em restaurantes sofisticados ou numa rede de fast-food, pela fome ou pelo desejo de comer, em paz ou com angústia. E esses são apenas alguns dos muitos fatores que impactam nossa alimentação, antes mesmo de o alimento chegar à boca.

Como se pode notar, a alimentação é assunto complexo, que não abre espaço para soluções simplistas e generalistas. Sem jamais deixar de reconhecer esse fato, este livro tem como objetivo explorar as dúvidas mais comuns sobre alimentação saudável que afligem as pessoas. Para tanto, nosso fio condutor será a ciência da alimentação, campo de atuação dos autores desta obra. Nosso olhar será o mais abrangente possível: elementos da fisiologia, ciência do exercício, metabologia, nutrição, epidemiologia – sem jamais perder de vista a questão humana que envolve a alimentação – serão considerados em conjunto, para que não se escape nada à discussão.

E nem a própria ciência passará incólume a essa análise crítica. Na primeira seção, discutiremos por que há tantas controvérsias na ciência da alimentação, o que é fundamental para se compreender por que ora o ovo faz bem, ora o ovo faz mal. Também explicaremos por que é tão difícil emagrecer, mas tão fácil engordar.

Na segunda seção, abordaremos as principais dietas populares: dieta low-carb, dieta dos pontos, dieta paleolítica, dieta mediterrânea, dieta do jejum intermitente, dieta hiperproteica, ufa! Quais as suas promessas, vantagens e desvantagens, sempre à luz do que nos conta a ciência.

Na terceira seção, chega a vez das respostas inteligentes para perguntas frequentes no campo da alimentação: *Leite faz realmente mal?*; *E o glúten, tem que excluir da dieta?*; *Vale a pena trocar adoçante por açúcar?*; *Comer carboidrato à noite engorda?*; *Sal faz mal?*; *Carne vermelha causa câncer?*; esses são alguns exemplos de dúvidas que pairam sobre a cabeça da maioria das pessoas. Aqui, daremos a versão da ciência sobre esses assuntos espinhosos.

Na quarta e derradeira seção, enfrentaremos o desafio de propor nossa visão do comer saudável, sem estigmas, terrorismos, modismos, achismos ou fórmulas mágicas. O que nos restaria, então? Refletir sobre iniciativas que se mostraram efetivas, tendo como base o *Guia alimentar para a população brasileira*, ao qual o leitor será devidamente apresentado.

Boa leitura e bom apetite!

I. NUTRIÇÃO, EXERCÍCIOS E EMAGRECIMENTO

Por que há tanta controvérsia no mundo da nutrição?

GUILHERME ARTIOLI

Num dia, reportagens mostram estudos "provando" que certos alimentos são a opção menos saudável possível. Noutro, demonstram justamente o contrário. *Posts* igualmente confusos multiplicam-se por redes sociais afora a cada novidade. Defensores e atacantes rapidamente se embatem em uma avalanche de comentários com muito fervor e pouco senso. É justamente nesse momento que a moderação do(a) leitor(a), por mais capacitado(a) que seja, vai por água abaixo.

Sim, sabemos que isso vale para muitos temas, mas parece que as controvérsias na área de nutrição, mesmo quando olhamos para a literatura científica, batem recordes. Assim, mais do que entender o que é certo ou não, ou o que devemos ou não comer – se é que devemos realmente eliminar algo por completo da nossa alimentação –, é importante refletirmos sobre o que motiva tanta polêmica. Para isso, precisamos compreender como são feitos os *estudos de associação*, comumente aplicados para avaliar se um determinado alimento faz bem ou mal à saúde.

Esses estudos analisam a relação entre duas variáveis – por exemplo, considerando os alimentos que uma população consome, verificam o quanto um determinado aspecto da alimentação (como o consumo de carboidratos ou de gorduras saturadas) pode ser associado com algum indicador de saúde (por exemplo, peso corporal, percentual de gordura, colesterol sanguíneo, etc.). As associações podem ser feitas em apenas um momento (nos estudos transversais) ou em diversos momentos durante um período de tempo (nos estudos longitudinais). Um exemplo de estudo transversal seria avaliar quanto leite uma população consome e, em seguida, medir a massa magra. Com esses dois dados em mãos, é possível verificar se pessoas que tomam mais ou menos leite apresentam mais ou menos massa magra, estabelecendo-se assim uma associação. Caso essas mesmas pessoas sejam acompanhadas por um certo período e as medidas sejam repetidas em diversos pontos no tempo, teremos um estudo longitudinal, e não mais transversal.

Em qualquer um dos casos, temos de ter em mente que esses estudos são estritamente observacionais, ou seja, não há qualquer tipo de intervenção ou de manipulação de variáveis (como se faz nos estudos experimentais). Neles, os pesquisadores simplesmente observam se duas ou mais variáveis se associam. A partir disso, tenta-se saber se uma variável influencia a outra. Qual o principal problema desses estudos? A total incapacidade de estabelecer uma relação de causa e efeito entre as variáveis analisadas. Ou seja, nos estudos de associação, por mais que os pesquisadores queiram saber se tomar mais leite causa aumento ou redução de massa magra, para usar o mesmo exemplo acima, esse tipo de abordagem só permite saber se essas variáveis estão associadas. Não é possível certificar-se de que o leite aumenta a massa magra ou se pessoas com mais massa magra preferem tomar mais leite, ou se uma coisa não tem nada a ver com a outra e, por uma obra do acaso, essas variáveis associam-se mesmo sem que uma tenha qualquer influência sobre a outra (seria uma associação espúria). Por esse motivo, esse tipo de estudo tem diversas limitações, entre as quais se destacam:

- Uma vez que existe a possibilidade de haver associação espúria, é muito importante que a busca por variáveis associadas seja pautada em plausibilidade e guiada por boas hipóteses. Por exemplo, é possível que, em uma determinada população, pessoas com o pé maior comam mais alface do que pessoas com o pé menor. Ainda que uma análise de associação possa sugerir que comer alface leve ao aumento no tamanho do pé, é fácil perceber que não existe a mínima plausibilidade científica para esse suposto efeito da alface. Daí a enorme importância de se ter uma boa hipótese de estudo, e não apenas associar variáveis que podem estar correlacionadas ao acaso.

- **É possível que fatores de confusão interfiram na análise.** Por exemplo, é concebível que pessoas que tomam mais leite também comam carne vermelha e, portanto, ingiram mais proteína em suas dietas. Isso poderia explicar, por exemplo, uma possível associação entre consumo de leite e massa magra. Claro que os bons estudos de associação usam cálculos estatísticos que reduzem ou controlam o efeito de fatores de confusão sobre as associações. Mesmo assim, ainda há a possibilidade de que esse controle não seja suficiente para avaliar a interferência de algum fator de confusão nas variáveis analisadas. Portanto, é sempre recomendável cuidado na interpretação de estudos de associação, buscando-se sempre saber se uma associação verificada em um estudo é confirmada em outros estudos independentes conduzidos em outras populações.

- **A avaliação adequada do consumo alimentar é uma das maiores dificuldades que temos hoje na área da nutrição.** Apesar de tantos avanços tecnológicos que têm impulsionado o conhecimento científico no último século, as ferramentas de que os cientistas dispõem para avaliar o consumo alimentar ainda são rudimentares e bastante imprecisas. Duas das mais usadas formas de avaliação dependem de que as pessoas sob avaliação preencham um diário relatando tudo o que comem (diário alimentar) ou que respondam, em uma entrevista com um(a) nutricionista, tudo o que comeram no dia anterior (recordatório alimentar). São avaliações com alto grau de subjetividade, imprecisas sobretudo na quantificação das porções, e que dependem da memória das pessoas. Em estudos populacionais em que o número de pessoas avaliadas é muito grande (dezenas ou centenas de milhares), essa avaliação deve ser ainda mais simplificada, utilizando-se questionários de frequência alimentar, um instrumento ainda mais impreciso. Portanto, é possível que, por conta de uma avaliação incorreta ou pouco precisa do consumo alimentar, associações errôneas sejam feitas, o que poderia explicar (pelo menos em parte) resultados discrepantes entre estudos diferentes.

- Na maioria das vezes, esses estudos avaliam o consumo alimentar apenas uma vez – normalmente, no início do estudo – e acompanham os participantes por anos e anos. Dessa forma, é possível, e até mesmo provável, que as pessoas avaliadas alterem sua alimentação ao longo dos anos de seguimento do estudo, interferindo nos desfechos avaliados.

Mas isso quer dizer que esse tipo de estudo não serve para nada? Claro que não! Ao observar uma potencial associação, o próximo passo da ciência seria confirmar os resultados (ou seja, a hipótese de que uma das variáveis tem relação de causa com a outra), o que deveria ser feito em um estudo experimental, em que os pesquisadores manipulam e controlam a variável "causa" e avaliam a resposta da variável "efeito". No caso da nutrição, esse tipo de estudo é denominado de ensaio clínico randomizado e controlado. Apenas os estudos experimentais permitem estabelecer relações de causa e efeito. Usando nosso primeiro exemplo, isso significa que o pesquisador deveria recrutar pessoas de mesmas características e dividi-las aleatoriamente em dois grupos: um deles passaria a consumir mais leite ao longo de um determinado período (nada mais poderia mudar em suas vidas), ao passo que no outro grupo as pessoas não poderiam tomar leite. Ao final desse período, os pesquisadores avaliariam a massa magra. Parece simples? Pois não é. Esse exemplo foi propositadamente simplificado. Na vida real, as pessoas que passam a consumir mais leite provavelmente irão reduzir o consumo de algum outro tipo de alimento. Isso, por si só, já pode interferir na massa magra e prejudicar as conclusões do estudo. Caso não o façam, essas pessoas consumirão mais calorias por dia, o que também pode impactar na massa magra. Além disso, outros fatores também podem influenciar, como nível de atividade física, a falta de aderência dos participantes do estudo às intervenções planejadas, etc. Fazer isso com um grupo grande de pessoas, acompanhando-as por períodos longos de tempo e controlando devidamente as variáveis de interferências, não é nem um pouco simples.

É por isso que a esmagadora maioria dos estudos que buscam encontrar uma associação entre a alimentação e as variáveis de saúde é de natureza observacional. E, repito, embora esses estudos tragam informações importantes, o grande erro de muitos é tomar as conclusões como "provas definitivas" ou "verdades absolutas"! Temos de entender as limitações e, com base nelas, interpretar os resultados com muito cuidado, mantendo nossa mente aberta a estudos melhores que eventualmente apareçam para confirmar ou questionar os paradigmas atuais. Precisamos exercitar o ceticismo científico e o senso crítico ao ler estudos da área de nutrição, talvez mais até do que nas demais áreas da ciência. Tentar observar a força da evidência, observando-se o que mostra a literatura como um todo, é imprescindível para não cair na armadilha de "novo estudo muda tudo". Por isso, dizer que determinado alimento ou nutriente é a salvação ou a ruína da saúde é de extrema irresponsabilidade. Moderação na alimentação como um todo continua sendo a palavra da vez.

Qual a diferença entre emagrecer e perder peso?

DESIRE COELHO

Aprendemos desde cedo que o peso corporal é um parâmetro importante de saúde, mas saiba que, apesar de ele poder ser um indicativo significativo, muitas vezes ele é uma referência fraca e pobre sobre a saúde da pessoa.

Para entender isso, é preciso compreender como se compõe o nosso peso corporal. Muito embora existam diferentes classificações, abordaremos o peso considerando dois componentes: a massa livre de gordura, ou massa magra, que é constituída por água, músculos e demais tecidos metabolicamente ativos (os demais órgãos), e a massa gorda, que é composta pelo tecido adiposo.

De acordo com essa classificação, o nosso peso corporal pode variar tanto por uma mudança na quantidade da massa magra quanto da massa gorda – ter em vista essa distinção é fundamental quando falamos em saúde, pois, quando uma pessoa se pesa na balança e constata que o seu peso diminuiu, não tem como saber exatamente se perdeu peso ou se emagreceu.

Perder peso significa diminuir o valor na balança. Imagine que uma pessoa começa uma dieta restritiva qualquer e, em uma semana, ela passa de 70 kg para 68 kg. Ou seja, em uma semana ela perdeu 2 kg. Isso significa que ela emagreceu 2 kg? Não necessariamente.

Assim, perder peso pode ser simples e até mesmo rápido: basta desidratar, ficar sem comer por horas ou até mesmo fazer uma dieta restritiva por alguns dias. Aliás, muitas pessoas já descobriram que uma das melhores dietas para perder peso rapidamente é cortar ao máximo os carboidratos da alimentação. Esse é um dos motivos pelo qual essas dietas são tão famosas.

Quando a pessoa para de comer alimentos que são fontes de carboidratos, o corpo começa a utilizar significativamente suas reservas, as quais estão estocadas sob a forma de glicogênio. É importante saber que para cada 1 g de glicogênio estocado juntos estão 2,7 g de água. Se considerarmos que um adulto possui em média 600 g de glicogênio no corpo, isso nos dá um total de 1,62 kg de água que é acumulado junto a ele. Quando a pessoa restringe os carboidratos da alimentação, o corpo utiliza suas reservas de glicogênio e a água é eliminada nesse processo. Por isso, a pessoa pode perceber que aumenta o volume de urina nos primeiros dias da restrição: é a água sendo eliminada. Desse modo, é possível perder 3 kg ou mais na primeira semana apenas em glicogênio + água. Claro que, depois de alguns dias, conforme a pessoa mantém a restrição, ela também passará a perder gordura de modo significativo, mas é um processo um pouco mais complexo e de longo prazo.

Vale ressaltar que nem toda perda de peso é desejável. Um exemplo disso é quando essa perda está associada a uma diminuição significativa de massa muscular, que é um parâmetro importante de qualidade de vida e longevidade. Essa perda pode ocorrer quando a restrição alimentar é muito intensa e também quando a perda de peso é muito rápida. Por isso, é preciso ter cuidado com dietas que prometem resultado em pouco tempo, pois isso não necessariamente significa emagrecer.

Para que o emagrecimento ocorra, é preciso um déficit calórico, ou seja, gastar mais calorias do que se consome, para que o corpo precise utilizar suas reservas de energia estocadas sob a forma de gordura (massa gorda). E, atenção, esse déficit precisa ser suficiente para que seja gasta a gordura corporal, mas sem ser tão intenso a ponto de levar à perda de massa muscular (massa magra).

Se você deseja emagrecer, tenha calma. Entenda como seu corpo funciona e que, acima de tudo, as pessoas não engordam de um dia para o outro – e tampouco emagrecem assim. Esses são processos crônicos. E, para serem sustentáveis, dependem de uma série de mudanças no estilo de vida, e são nelas que você deve focar.

Por que é tão fácil engordar e tão difícil emagrecer?

DESIRE COELHO

Sabemos que para engordar é necessário que haja cronicamente um consumo de calorias maior do que o gasto calórico, e esse excesso de energia será acumulado principalmente sob a forma de gordura corporal. Já para emagrecer deve ocorrer um déficit, ou seja, é preciso que o indivíduo gaste mais do que consome. Apesar de simples na teoria, na prática isso não é tão fácil assim, porque:

1. Comer é muito gostoso e está ligado a fatores emocionais, sociais e culturais. Vivemos em uma época na qual a disponibilidade de alimentos altamente calóricos e palatáveis é muito grande.
2. Exercitar-se com regularidade é difícil.
3. Nosso corpo parece combater o emagrecimento por meio de mecanismos compensatórios que ainda não são completamente entendidos.

Resumindo, além de vivermos em um ambiente obesogênico, o nosso corpo tende a manter ou a aumentar os estoques de gordura. Mas por que isso acontece?

Uma explicação bem-aceita é baseada na teoria da evolução de Darwin: a seleção natural favoreceria indivíduos que exibam características que levavam ao aumento da sobrevivência ou à fecundidade. Isso de fato ajuda a explicar por que nosso corpo tende a estocar gordura. Mas, pensando desse modo, se ainda estamos sob efeito de tamanha pressão fisiológica, se um dos principais fatores é garantir o aumento da fecundidade e da sobrevivência, qual seria a explicação para o aumento vertiginoso da obesidade mundial, condição que aumenta o risco de doenças, diminui a expectativa de vida e até as chances reprodutivas? Será que a obesidade "escapou" da pressão da evolução? Evidentemente, a resposta é não, e existem algumas teorias que tentam explicar o porquê desse fenômeno.

Na escola aprendemos que o acúmulo de energia sob a forma de gordura corporal foi uma característica evolutiva importante para a sobrevivência da espécie numa época em que o acesso à comida era escasso. Teríamos desenvolvido "genes poupadores" (do inglês *thrifty genes*), uma característica evolutiva que facilita o acúmulo de gordura. No entanto, embora muito disseminada, essa teoria possui uma falha. Fosse o acúmulo de gordura corporal um fator de forte pressão seletiva sobre nossos ancestrais – como reza a teoria –, poderíamos imaginar que, no ambiente obesogênico em que vivemos, todos os seres humanos modernos seriam obesos. Mas, apesar do sobrepeso e da obesidade estarem aumentando, conforme dados de 2019 do Ministério da Saúde, no Brasil cerca de 45% da população ainda tem peso corporal normal. Além disso, quem aqui não conhece aquele indivíduo que só come alimento ultraprocessado, junk food, detesta atividade física e, ainda assim, para desespero dos mais invejosos, continua magrinho?! São observações como essas que mostram que o ser humano ainda resiste ao ambiente obesogênico.

Esse padrão inconstante e variável de obesidade fez com que surgissem outras teorias. Uma das mais aceitas é a dos genes aleatórios (do inglês *drifty genes*). De acordo com essa teoria, a evolução humana sofreu dois grandes pontos de pressão fisiológica que podem ser vistos na figura a seguir. No ponto inferior (A), o fator de risco estaria relacionado com o baixo peso e a baixa gordura corporal decorrentes da fome e da inanição, que ameaçavam a sobrevivência.

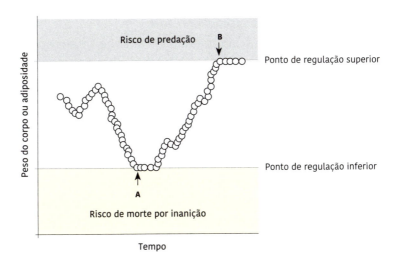

Gráfico 1. Modelo de regulação do peso corporal baseado na teoria da deriva genética. (SPEAKMAN, 2013)

Já o ponto superior (B) estaria relacionado ao excesso de peso. Por serem provavelmente menos atléticos do que seus iguais, eles sofreriam mais risco de serem mortos por predadores. Essa pressão fisiológica se manteve de 6 a 2 milhões de anos, tentando manter o peso corporal entre esses dois pontos. No entanto, há cerca de 2 milhões de anos, indivíduos passaram a viver em conjunto, dominaram o fogo, desenvolveram armas e conseguiram se proteger de modo mais eficiente do ataque de predadores. Nesse cenário, mesmo aqueles mais pesados e menos ágeis conseguiam escapar de predarores. Dessa forma, a importância da regulação do limite superior da adiposidade/massa corporal perdeu significância evolutiva. Essa teoria explicaria por que alguns indivíduos são propensos à obesidade, enquanto outros parecem ser imunes a ela, mesmo vivendo sob o mesmo ambiente obesogênico.

Conhecendo um pouco mais sobre as teorias do ganho de gordura corporal, já é possível compreender por que o corpo entende a gordura como um mecanismo de sobrevivência e, desse modo, qualquer atitude que diminua drasticamente sua reserva provavelmente será combatida. Isso elucida, ao menos em parte, por que a maioria das pessoas que faz dietas para emagrecimento recupera o peso perdido em pouco tempo. Esse fenômeno, chamado de *reganho de peso* ou *efeito rebote*, apesar de muito comum, ainda não é completamente entendido.

Um estudo realizado, por Erin Fothergill e sua equipe em 2016 a partir desse fenômeno, com os participantes de um famoso *reality show* dos Estados Unidos, o *The Biggest Loser* (O grande perdedor), tentou esclarecer o que acontece nesse processo. Nele, vence quem for o maior perdedor de peso durante os seis meses da atração. Os pesquisadores avaliaram 14 participantes antes do início do programa, logo após o término (6 meses) e 6 anos depois. Durante o programa eles perderam, em média, 58 kg, quase 40% do peso corporal inicial (cerca de 9,6 kg por mês)! Quando avaliados 6 anos depois, os participantes já tinham recuperado cerca de 70% do peso perdido, alguns tinham recuperado tudo e dois participantes estavam mais pesados do que antes do programa.

O estudo mostrou que a taxa metabólica diminuiu, sendo que os participantes que mais perderam peso foram os que apresentaram maior queda do metabolismo – eles deixaram de queimar, em média, 500 kcal por dia. Esse processo se chama adaptação metabólica, também conhecido como *metabolismo lento*, e ocorre quando o corpo passa a gastar menos energia para fazer as mesmas atividades de antes. Avaliando criticamente, esse é um excelente mecanismo de sobrevivência em situação de escassez de alimentos. Em períodos de baixa disponibilidade de alimentos, gasta-se menos. No entanto, isso é algo muito ruim nos dias atuais para aqueles que desejam emagrecer. Trata-se de uma espécie de boicote do corpo contra o emagrecimento. Afinal de contas, para emagrecer, queremos que nosso corpo gaste cada vez mais energia, e não menos.

Um dos possíveis fatores responsáveis por esse boicote vem do próprio tecido adiposo: quando em quantidade reduzida, diminui também a produção de um hormônio chamado leptina, um dos responsáveis pela saciedade e que também parece atuar em nosso metabolismo energético. Isso ocorre porque nosso corpo mantém um controle rigoroso sobre a quantidade de tecido adiposo; quando seu nível diminui, são ativados mecanismos compensatórios, e esse é um deles.

Agora, imagine o seguinte: uma pessoa consegue emagrecer, mas depois o corpo ativa mecanismos para contrapor a perda de tecido adiposo (e, às vezes, de massa magra também), principalmente diminuindo o gasto de energia e aumentando a fome, diminuindo a saciedade. Associado a tudo isso, essa pessoa vive em um ambiente obesogênico no qual é muito fácil economizar energia, ficar sedentário, e a oferta de alimentos, principalmente os ricos em calorias, tais como os ultraprocessados, é constante.

Esses alimentos são altamente palatáveis. Dados de um recente estudo publicado pelo pesquisador Kevin Hall, em 2019, mostraram que esse tipo de alimento induz a um aumento no consumo calórico. Nessa pesquisa, adultos saudáveis receberam todos os alimentos que poderiam consumir e, durante duas semanas, recebiam apenas alimentos não processados e, nas outras duas semanas, somente ultraprocessados. O estudo foi bem controlado quanto à qualidade e composição de macronutrientes, e os participantes foram orientados a comer livremente as opções oferecidas. Como resultado, nas semanas em que foram oferecidos apenas alimentos ultraprocessados, os participantes comeram cerca de 500 kcal a mais por dia e ganharam 1,8 kg de peso corporal nesse período, quando comparados ao mesmo período em que comeram os alimentos não processados.

Esses fatores se agravam ao considerarmos que vivemos em um ambiente cheio de alimentos ultraprocessados, que induzem a um maior consumo, e que a comida, por si só, é uma importante fonte de prazer e recompensa num mundo ansioso e estressado. Assim, falar que emagrecimento é apenas uma questão de força de vontade demonstra muito pouco conhecimento sobre o corpo e o comportamento humano.

REFERÊNCIAS

BRASIL. Ministério da Saúde. Brasileiros atingem maior nível de obesidade nos últimos treze anos. **Agência Saúde**, 25 jul. 2019. Disponível em: https://www.saude.gov.br/noticias/agencia-saude/45612-brasileiros-atingem-maior-indice-de-obesidade-nos-ultimos-treze-anos. Acesso em: 9 mar. 2020.

FOTHERGILL, E. *et al.* Persistent metabolic adaptation 6 years after "The Biggest Loser" competition. **Obesity**, Silver Spring, v. 24, n. 8, p. 1612-1619, ago. 2016.

GUALANO, B; TINUCCI, T. Sedentarismo, exercício físico e doenças crônicas. Impresso. **Revista Brasileira de Educação Física e Esporte**, v. 25, p. 37-43, dez. 2011. Edição especial.

HALL, K. D. *et al.* Ultra-processed diets cause excess calorie intake and weight gain: an inpatient randomized controlled trial of ad libitum food intake. **Cell Metabolism**, v. 30, n. 1, p. 67-77, 2 jul. 2019.

NEEL, J. V. Diabetes mellitus: a "thrifty" genotype rendered detrimental by "progress"? **American Journal of Human Genetics**, v. 14, p. 353-362, 1962.

SPEAKMAN, J. R. A nonadaptive scenario explaining the genetic predisposition to obesity: the "predation release" hypothesis. **Cell Metabolism**, v. 6, n. 1, p. 5-12, 11 jul. 2007.

SPEAKMAN, J. R. Evolutionary perspectives on the obesity epidemic: adaptive, maladaptive, and neutral viewpoints. **Annual Review of Nutrition**, v. 33, n. 1, p. 289-317, jul. 2013.

SUMITHRAN, P. *et al.* Long-term persistence of hormonal adaptations to weight loss. **The New England Journal of Medicine**, v. 365, n. 17, p. 1597-1604, 27 out. 2011.

Existe uma atividade física ideal?

BRUNO GUALANO

Não é apenas a dieta ideal o que se busca atualmente. A procura pela atividade física ideal também se tornou uma constante. Lamentavelmente, nem esta nem aquela parecem existir por aí.

Ao longo das últimas décadas, pudemos acompanhar diversas atividades físicas "ideais", que foram mudando ao sabor da moda. Quem não se lembra da onda do "cooper", corrida lenta e cadenciada que leva o nome do seu criador, Kenneth Cooper? Do ponto de vista fisiológico, é evidente que tal modalidade de exercício promove benefícios cardiovasculares indiscutíveis, bem como uma possível redução de gordura corporal. Isso não significa dizer, contudo, que essa forma de atividade atende a todas as pessoas. Agora, preferências individuais à parte, seria pouco provável que um sujeito com décadas acumuladas de obesidade em pleno sedentarismo fosse capaz de iniciar um programa de emagrecimento com exercícios de corrida, mesmo que em baixa intensidade, sem riscos elevados de dor e lesão no aparelho locomotor. E se o sujeito se lesiona, a inatividade física é o único caminho esperado.

Atualmente, há novas modalidades de exercício alçadas à categoria de ideais, entre elas o cross-fit e o chamado exercício funcional. Tratam-se de atividades que impõem alto gasto energético por meio de exercícios globais, que envolvem diversos grupamentos musculares, geralmente organizados sob a forma de circuito. Inegavelmente, o praticante dessas atividades pode esperar ganhos fisiológicos e clínicos relevantes. Entretanto, a demanda física dessas modalidades de exercício requer ajustes, adaptações e, por vezes, restrições para algumas populações. Não seria aconselhável, por exemplo, que um idoso com osteoartrite de joelho executasse uma rotina intensa de agachamentos ao lado de um jovem hígido. Fica claro, pois, que a atividade física que parece ideal para um pode não ser para o outro.

Quando consideramos a atividade física ideal, portanto, devemos estar atentos à individualidade em primeiro lugar, considerando necessidades biológicas, sociais e culturais. Os benefícios do exercício só serão sentidos com a prática regular. Se a falta de interesse ou a incapacidade de execução impede o engajamento em determinada atividade, outras opções devem ser pensadas. O profissional da área da saúde deve evitar direcionar demasiadamente para determinadas atividades em detrimento de outras, sob pena de desconsiderar o histórico, as inclinações e as precondições físicas do indivíduo, barreiras conhecidas para a prática de atividade física. Além disso, é importante ampliar o foco da recomendação geral de atividade física, de modo a não enaltecer uma atividade única, por conta de seu pretenso potencial fisiológico. Um sujeito incapaz de se engajar numa modalidade tida como ideal pode se desmotivar e considerar que não é apto para exercer nenhuma outra atividade. Como ensinam os estudos populacionais recentes, realizar alguma atividade física é melhor para a saúde do que não realizar nenhuma. Em termos práticos, a lição é a seguinte: se uma pessoa com obesidade não quer (ou não consegue) realizar exercícios intervalados de alta intensidade, melhor então que faça yoga frequentemente, mas não se entregue ao sedentarismo. A atividade física ideal é aquela que o indivíduo faz regularmente.

REFERÊNCIAS

ARAUJO, A. C. C. *et al.* Similar health benefits of endurance and high-intensity interval training in obese children. **PLoS One**, v. 7, n. 8, 2012.

HAK, P. T.; HODZOVIC, E.; HICKEY, B. The nature and prevalence of injury during CrossFit training. **The Journal of Strength and Conditioning Research**, 22 nov. 2013.

ZHAO, M. *et al.* Beneficial associations of low and large doses of leisure time physical activity with all-cause, cardiovascular disease and cancer mortality: a national cohort study of 88,140 US adults. **British Journal of Sports Medicine**, v. 53, n. 22, p. 1405-1411, nov. 2019.

Quanto mais eu treino, mais eu gasto energia?

BRUNO GUALANO

Ninguém duvida que a inatividade física predisponha à obesidade. Se o peso corporal é reflexo do balanço entre energia consumida e energia gasta, imagina-se que o aumento de atividade física possa eliminar, proporcionalmente, os quilos extras. Essa premissa parte da ideia de que aumentos de atividade são proporcionais a incrementos no gasto energético. Fosse assim, bastaria aumentar os níveis de atividade física para gerar "automaticamente" uma redução do peso corporal. A prática clínica não deixa dúvidas de que a realidade não é tão bela como parece. Um dos motivos pelos quais os benefícios do exercício na perda de peso corporal ficam, por vezes, aquém das expectativas se deve ao fato de que o gasto energético é regulado de uma maneira muito mais complexa do que pensamos. Estudos recentes sugerem que a relação entre a prática de atividade física e o gasto energético não é linear, ou seja, há um ponto a partir do qual o aumento de volume de exercícios deixa de se traduzir em dispêndio de energia, dificultando a perda de peso corporal.

Mas como isso é possível?

O gasto energético total representa a soma de toda a atividade metabólica corporal necessária para manter o bom funcionamento dos nossos órgãos, no repouso e no estresse. O gasto energético induzido pela atividade física, especialmente de elevada intensidade, é o componente que mais contribui para o gasto energético total, podendo superar o gasto imposto por todas as outras demandas fisiológicas vitais. Sob uma perspectiva evolucionista, faz sentido imaginar que atividades de alta intensidade, como aquelas praticadas pelos nossos antepassados hominídeos para fugir ou caçar, devem encontrar uma dissociação do gasto energético, já que a chance de morrer por predação ou falta de alimentos seria muito alta na falta de energia disponível.

De fato, estudos com diversas espécies animais e em humanos não deixam dúvida de que o gasto energético não acompanha aumentos de volume de atividade física. Por exemplo, um interessante estudo de Klaas Westerterp e seus colaboradores, publicado em 1992, demonstrou que homens e mulheres em fase de preparação para uma meia-maratona, sujeitos a cargas de atividade física com incrementos semanais, apresentaram estabilização do gasto energético, apesar do aumento de volume de exercícios. Essa resposta foi acompanhada por redução da taxa metabólica durante o sono. Essas adaptações metabólicas, em especial a redução da taxa metabólica basal, ajudam a explicar por que o exercício não é capaz de promover reduções expressivas de peso corporal, bem como a dificuldade de se manter as possíveis reduções de peso alcançadas a muito custo após um programa de atividade física. Sem modificações na dieta, a perda de peso promovida pelo exercício é limitada, pois mecanismos fisiológicos "trabalham" para manter o gasto energético estável. Geralmente, as pessoas começam a notar maior dificuldade em perder quilos extras após quatro meses de treinamento físico. Mas nem tudo é má notícia para os adeptos da atividade física. A redução da taxa metabólica basal associada à prática de atividade física parece ser um mecanismo pelo qual o exercício exerce ações terapêuticas, como redução de inflamação, o que pode se traduzir em benefícios cardiometabólicos.

Portanto, não se desiluda com o exercício, caso as mudanças de peso corporal sejam diminutas. Nossos corpos se tornam mais "econômicos" à medida que acumulamos atividade física, de modo a poupar energia. Isso não significa, entretanto, que os benefícios de ser fisicamente ativo não existam; eles são muitos! Apenas não dependem exclusivamente da perda de peso corporal.

REFERÊNCIAS

BYRNE, N. M. *et al.* Does metabolic compensation explain the majority of less-than-expected weight loss in obese adults during a short-term severe diet and exercise intervention? **International Journal of Obesity**, London, v. 36, n. 11, p. 1472-1478, nov. 2012.

PONTZER, H. Constrained total energy expenditure and the evolutionary biology of energy balance. **Exercise and Sport Sciences Reviews**, v. 43, n. 3, p. 110-116, jul. 2015.

WESTERTERP, K. R. *et al.* Long-term effect of physical activity on energy balance and body composition. **British Journal of Nutrition**, v. 68, n. 1, p. 21-30, 1992.

II. A CIÊNCIA POR TRÁS DAS DIETAS POPULARES

O que são dietas?

FABIANA BENATTI

Emagrecer está entre os mais frequentes desejos da maioria das pessoas. Pergunte a alguém no final do ano quais são suas metas para o ano seguinte. Na vasta maioria dos casos, "perder" 5, 10, 20 ou 50 kg (ou mais, muito mais) estará entre elas.

Com o aumento expressivo e progressivo da prevalência da obesidade no mundo todo nos últimos trinta anos, segundo dados da Organização Mundial da Saúde, além da busca exaustiva e extenuante pelo "corpo esteticamente perfeito", a procura por estratégias que levam ao emagrecimento, preferencialmente de forma rápida e miraculosa, também aumentou exponencialmente nesse período. Como consequência, o surgimento de inúmeros tipos de dietas que prometem emagrecimento imediato e substancial foi praticamente inevitável.

É importante esclarecer que dieta é o termo utilizado para o plano alimentar de um indivíduo, o qual pode ter diferentes objetivos. Contudo, atualmente, dieta virou sinônimo de "dieta restritiva", a qual tem como finalidade primordial o emagrecimento.

As dietas restritivas podem ser de toda sorte. Elas podem excluir determinados alimentos ou grupos alimentares, como a dieta paleolítica, por exemplo, que prevê a exclusão de açúcar, sal, óleos vegetais refinados, álcool, cereais, grãos, legumes, leite e derivados. Elas podem também simplesmente ditar horários específicos em que a pessoa pode consumir alimentos, como a dieta do jejum intermitente, por exemplo. No entanto, em sua grande maioria, os diferentes tipos de dietas restritivas variam de acordo com a manipulação dos macronutrientes consumidos, carboidratos, proteínas e lipídios (ou gorduras). Nesse sentido, a manipulação mais comumente observada é a de carboidratos e gorduras. As dietas restritivas populares são frequentemente divididas em:

- **Dietas pobres em carboidrato** (< 100 g de carboidratos) e ricas em gordura (55% a 65% do valor energético total), as chamadas low-carb.

- **Dietas pobres em gordura** (11% a 20% do valor energético total) ou muito pobres em gordura (< 10% do valor energético total) e muito ricas em carboidrato (65% a 75% do valor energético total), as chamadas low-fat.

- **Dietas balanceadas**, com quantidade moderada de gordura (10% a 30% do valor energético total) e alta em carboidrato (55% a 65% do valor energético total).

Há também dietas que preconizam o aumento da ingestão de proteínas na dieta, as chamadas *dietas hiperproteicas*, que podem compor tanto uma dieta rica como pobre em carboidratos e lipídios.

Dentro desse espectro de manipulação de macronutrientes, existem inúmeras (por que não dizer infinitas?) possibilidades de dietas restritivas com os mais diferentes e criativos nomes. Para cada uma dessas dietas, pelo menos um livro (não científico, que fique claro) é publicado. E, assim, o mercado de livros de dietas restritivas se torna cada vez mais bilionário. Em contrapartida, o mundo continua engordando e a prevalência da obesidade e de doenças crônicas, como diabetes do tipo 2 e doenças cardiovasculares, continua aumentando.

Parece paradoxal, certo?

A seguir, serão abordadas as principais dietas populares e as evidências científicas acerca de sua eficácia e efetividade.

REFERÊNCIAS

FREEDMAN, M. R.; KING, J.; KENNEDY, E. Popular diets: a scientific review. **Obesity Research**, v. 9, p. 1S-40S, mar. 2001. Supl. 1.

FREIRE, R. Scientific evidence of diets for weight loss: different macronutrient composition, intermittent fasting, and popular diets. **Nutrition**, v. 69, n. 110549, jan. 2020.

WORLD HEALTH ORGANIZATION (WHO). **Global action plan for the prevention and control of noncommunicable diseases 2013-2020**. Geneva: World Health Organization, 2013.

Quais são as dietas mais populares?

Dieta low-carb

GUILHERME ARTIOLI

As dietas low-carb, termo emprestado do inglês para se referir a dietas com baixos teores de carboidratos, surgiram há algumas décadas e continuam sendo reinventadas, ganhando novas roupagens até hoje, com a promessa de emagrecerem definitivamente seus adeptos.

Um dos pilares teóricos que sustenta as dietas low-carb é o suposto papel dos carboidratos como causa do ganho de peso, sobretudo porque a ingestão de carboidratos resulta no aumento das concentrações do hormônio insulina. Originada a partir das ideias publicadas pelo dr. Atkins nos anos 1970, posteriormente postulada por pesquisadores como David Ludwig e Cara Ebbeling, e amplamente difundida e popularizada pelo jornalista Gary Taubes, a hipótese "carboidrato-insulina" preconiza que o ganho de peso e de gordura corporal se dá pela insulina, hormônio liberado pelo pâncreas quando se ingere carboidratos. A insulina promove a entrada de glicose em diversos tecidos, incluindo o tecido adiposo, nossos estoques de gordura. A insulina também reduz as taxas de quebra e queima de gordura, ao mesmo tempo em que promove seu acúmulo. A hipótese está apoiada na premissa de que a insulina diminui o gasto energético; portanto, reduzir os níveis de insulina conferiria vantagem metabólica ao organismo por permitir maior gasto de energia. Por fim, dietas low-carb, que sabidamente reduzem insulina, também promoveriam aumento da saciedade e redução da fome. Isso significa que bastaria reduzir ou eliminar os carboidratos da dieta para emagrecer.

No entanto, por mais que a insulina seja necessária para o acúmulo de gordura e, portanto, medeie parte dos processos que levam ao ganho de peso, não é correto dizer que seja o fator desencadeante disso. Na verdade, a insulina cumpre um papel permissivo nesse processo. Em uma analogia, seria como dizer que nosso intestino é o responsável pela obesidade porque absorve os nutrientes. Vale lembrar que a hipótese "carboidrato-insulina" ainda é apenas um modelo teórico e, portanto, não existem evidências experimentais suficientes que a validem. Ao contrário, fortes evidências atualmente indicam que essa hipótese não é válida, pois não explica a maioria dos dados experimentais. A tal vantagem metabólica das dietas low-carb, caso realmente exista (nem todos os estudos confirmam isso), é de poucas calorias, portanto, pouco relevante para ganho/perda de peso, e tende a desaparecer em um curto espaço de tempo.

Diversos estudos, como aqueles publicados por Michael Dansinger, em 2005, e por Frank Sacks, em 2009, com suas respectivas equipes, avaliaram a eficácia de diferentes dietas na perda de peso e de gordura corporal em longo prazo. Dietas low-carb podem resultar em maiores perdas de peso ou gordura em comparação a dietas que não restringem carboidratos. Entretanto, essa vantagem é observada sobretudo nos primeiros 6 a 12 meses de dieta, e tende a desaparecer após 24 meses. Ainda assim, é importante ressaltar que essa vantagem, além de não confirmada em diversos estudos, não perdura por longos períodos e tem significância clínica limitada, já que corresponde a cerca de 1 kg, em média, quando se considera a diferença na perda de peso entre as dietas após 1 ano de tratamento. A maioria dos estudos mais longos não mostrou a superioridade das dietas low-carb em relação a outras dietas restritivas de igual conteúdo calórico. Esses dados confirmam duas ideias: 1) é perfeitamente possível emagrecer sem fazer dieta low-carb; e 2) o que realmente importa para o emagrecimento é o déficit calórico (gastar mais energia do que se ingere). Desses trabalhos, também se pode concluir que dietas restritivas, incluindo as low-carb, são muito pouco eficientes para manter o peso perdido em longo prazo.

Dietas low-carb parecem ter maior capacidade de induzir saciedade, provavelmente em função do aumento de consumo de gorduras e proteínas que acompanha a menor ingestão de carboidratos. A redução do apetite somada à redução das opções de alimentação e da monotonia alimentar fazem com que o déficit energético gerado pelas dietas low-carb seja tipicamente maior do que com outros tipos de dieta. Isso explica por que as low-carb levam a uma perda de peso mais rápida e também por que as pessoas sentem mais dificuldade em manter a aderência à dieta e sua baixa eficiência em longo prazo.

Cerca de dois terços das pessoas que começam uma dieta e perdem peso no início do tratamento recuperam-no e ganham ainda mais peso. As evidências científicas indicam similaridade entre as dietas, tanto no que diz respeito à baixa aderência em longo prazo quanto ao reganho de peso. Independentemente do tipo de dieta, low-carb ou low-fat, o que melhor prediz a manutenção do peso é a aderência. Portanto, continuar de dieta é o fator mais importante para manter o peso, o que não depende da quantidade de carboidratos. Logo, as dietas low-carb não apresentam muita vantagem em relação às outras nesse quesito, sendo tão ineficientes como as demais.

Existe um acúmulo relativamente grande de evidências mostrando que dietas com restrição de carboidratos apresentam resultados melhores do que dietas low-fat na redução de alguns fatores de risco cardiometabólico, tais como redução de triglicérides, aumento do colesterol bom (HDL), redução da pressão arterial e dos níveis de açúcar no sangue. Essas vantagens são evidentes nos primeiros 12 meses de dieta, mas não após 24 meses, conforme atestam Nassib Bueno e seus colaboradores, em artigo publicado em 2013. É possível que a dificuldade de manter uma dieta tão restritiva, como mencionado acima, explique por que as "vantagens metabólicas" das dietas low-carb não perdurem por muito tempo.

Concluindo, dietas low-carb têm algumas poucas vantagens sobre as mais tradicionais dietas low-fat na redução de alguns fatores de risco cardiovascular, o que parece ser particularmente verdadeiro nos primeiros 6 a 12 meses de tratamento. Quanto à perda de peso, seus efeitos parecem ser muito similares aos de outras dietas, sendo, portanto, tão ineficientes como elas. As pequenas vantagens na perda de peso, além de clinicamente pouco relevantes, tendem a desaparecer em longo prazo. Logo, dietas low-carb podem estar no *hall* das opções de manejo da obesidade, mas não são as únicas nem as melhores soluções. As dietas low-carb insistem no erro histórico de procurar um único culpado por uma condição tão complexa como a obesidade. Sua abordagem de eliminar carboidratos simplifica demais um comportamento tão multifatorial como é o ato de comer, ignorando uma intrincada rede de aspectos emocionais, sociais, econômicos e culturais que determinam o comportamento alimentar humano. Reduzi-lo a uns poucos hormônios certamente não será a resposta para a epidemia de obesidade. Em termos de eficiência, dietas low-carb não têm nada de muito especial, principalmente em longo prazo.

REFERÊNCIAS

DANSINGER, M. L. *et al.* Comparison of the atkins, ornish, weight watchers, and zone diets for weight loss and heart disease risk reduction: a randomized trial. **Journal of the American Medical Association**, v. 293, n. 1. p. 43-53, 2005.

BUENO, N. B. *et al.* Very-low-carbohydrate ketogenic diet v. low-fat diet for long-term weight loss: a meta-analysis of randomised controlled trials. **British Journal of Nutrition**, v. 110, n. 7, p. 1178-1187, out. 2013.

HALL, K. D. A review of the carbohydrate-insulin model of obesity. **European Journal of Clinical Nutrition**, v. 71, n. 3, p. 323-326, mar. 2017. Errata em: European Journal of Clinical Nutrition, v. 71, n. 5, p. 679, maio 2017.

HALL, K. D. *et al.* Energy expenditure and body composition changes after an isocaloric ketogenic diet in overweight and obese men. **The American Journal of Clinical Nutrition**, v. 104, n. 2, p. 324-333, ago. 2016.

LUDWIG, D. S.; EBBELING, C. B. Raising the bar on the low-carbohydrate diet. **The American Journal of Clinical Nutrition**, v. 104, n. 5, p. 1487-1488, nov. 2016.

LUDWIG, D. S.; FRIEDMAN, M. I. Increasing adiposity: consequence or cause of overeating? **Journal of the American Medical Association**, v. 311, n. 21, p. 2167-2168, jun. 2014.

NICKOLS-RICHARDSON, S. M. *et al.* Perceived hunger is lower and weight loss is greater in overweight premenopausal women consuming a low-carbohydrate/high-protein vs high-carbohydrate/low-fat diet. **Journal of the American Dietetic Association**, v. 105, n. 9, p. 1433-1437, set. 2015.

NOAKES, T. D.; WINDT, J. Evidence that supports the prescription of low-carbohydrate high-fat diets: a narrative review. **British Journal of Sports Medicine**, v. 51, n. 2, p. 133-139, jan. 2017.

SACKS, F. M. *et al.* Comparison of weight-loss diets with different compositions of fat, protein, and carbohydrates. **The New England Journal of Medicine**, v. 360, n. 9, p. 859-873, 26 fev. 2009.

TAUBES, G. **Why we get fat**: and what to do about It. New York: Anchor, 2010.

YANCY, W. S. Jr. *et al.* A low-carbohydrate, ketogenic diet versus a low-fat diet to treat obesity and hyperlipidemia: a randomized, controlled trial. **Annals of Internal Medicine**, v. 140, n. 10, p. 769-777, 18 maio 2004.

Dieta dos pontos

BRUNO GUALANO

A dieta dos pontos, na realidade, é o termo genérico que engloba todo um conjunto de dietas restritivas que limitam o consumo de alimentos de acordo com uma tabela de pontuação correspondente, por exemplo, à quantidade total de calorias ou a nutrientes específicos dos alimentos. Nessas dietas, os alimentos tidos como "saudáveis" pontuam menos, enquanto os alimentos ditos "não saudáveis" recebem um maior escore. O controle de pontos é feito pelo próprio seguidor, por vezes com auxílio de aplicativos e tabelas on-line. Tendo em vista que o princípio por trás das dietas dos pontos é o mesmo, a despeito das variações de cálculo na pontuação dos alimentos, trataremos das vantagens e desvantagens desse tipo de dieta de forma genérica.

Os defensores da dieta dos pontos alegam que dietas como essas têm a vantagem de não restringir a alimentação, visto que o adepto pode escolher seus próprios alimentos, desde que respeitada a pontuação, o que traria autonomia e flexibilidade nas decisões alimentares.

Ainda que a dieta dos pontos não seja considerada classicamente restritiva, do tipo que deliberadamente proíbe alimentos ou nutrientes específicos (como nas dietas low-carb), é bastante discutível até que ponto essa dieta permite flexibilidade de escolhas ao seu seguidor. Imaginemos um sujeito que, num almoço festivo, decidiu comer alguns salgados e doces, e beber dois copos de refrigerante. Provavelmente, sua pontuação máxima diária, a depender do rigor da dieta, aproximou-se do limite. Naturalmente, o espaço para decidir o que comer pelo restante do dia tornou-se bastante restrito, o que significa que as escolhas alimentares subsequentes serão impactadas pela pequena margem de pontos remanescentes. Nesse cenário, portanto, a autonomia e a liberdade de decisão apregoadas pelos defensores desse tipo de dieta são bem relativas.

Outro ponto negativo da dieta dos pontos que merece destaque é a classificação dos alimentos, por meio da tabela de pontuação, em mais ou menos saudáveis. Os esquemas de pontuação são bastante controversos e não encontram respaldo científico. À luz da ciência da nutrição, é incompreensível por que um alimento como o tomate, por exemplo, receba pontuação zero, ao passo que ¼ de um abacate leva 3 pontos.

A arbitrariedade classificatória dos alimentos nesse tipo de dieta, sobretudo numa escala de pontos numérica que não guarda relação alguma com quaisquer desfechos clínicos de saúde, confere à dieta dos pontos o *status* de empírica, a exemplo do que ocorre com quase todas as dietas da moda existentes por aí. Ademais, a dieta dos pontos, tal qual a imensa maioria, ignora as preferências, os gostos e a cultura alimentar do indivíduo, o que compromete sua aderência em longo prazo. Infelizmente, o número de estudos bem controlados que avaliam a eficácia e a viabilidade desse tipo de dieta ao longo dos anos é limitado. Na clínica, contudo, é possível que a dieta dos pontos, assim como as dietas puramente restritivas, funcione melhor ao indivíduo com características acentuadas de autocontrole e disciplina. É importante salientar que um profissional competente deve ser consultado antes de se iniciar qualquer tipo de dieta. A experiência bem-sucedida de um colega ou famoso com determinada dieta não é garantia de sucesso para todos.

Dieta paleolítica

BRUNO GUALANO

A dieta paleolítica, popularizada em 2001 por Loren Cordain, baseia-se no tipo de alimentação consumida pelos nossos antepassados da Era Paleolítica, que viveram entre 3 milhões e 10 mil anos atrás. À época, os hominídeos consumiam primariamente alimentos de origem animal – por exemplo, carnes, peixes, frutos do mar e ovos, além de nozes, frutas e vegetais coletados na natureza. Evidentemente, não havia açúcar, sal, óleos vegetais refinados, álcool, cereais, grãos, legumes, leite (exceto o materno) e derivados. A gradual inserção de alguns desses alimentos nas refeições decorreu da Revolução Agrícola (também chamada de Revolução Neolítica), que data aproximadamente de 12.500 anos atrás, a qual mudou drasticamente o estilo de vida e a alimentação. No último meio século, os alimentos industrializados, ricos em açúcar, sal e outros aditivos, tornaram-se parte principal da dieta em diversos países desenvolvidos e subdesenvolvidos, sendo esta uma das principais causas da pandemia de obesidade.

Os adeptos da dieta paleolítica defendem o retorno à dieta dos nossos ancestrais hominídeos sob a justificativa de que nossos genes teriam sido moldados majoritariamente na Era Paleolítica, e que as mudanças de estilo de vida e na alimentação iniciadas pela Revolução Agrícola e acentuadas pela Revolução Industrial seriam muito recentes na escala de tempo evolutivo, resultando em má-adaptação do genoma humano ao estilo de vida "moderno". Nesse contexto, o descompasso entre o genoma e a alimentação contemporânea explicaria o aumento dramático das doenças crônicas que afligem a civilização moderna, tais como diabetes do tipo 2, hipertensão arterial, dislipidemias, aterosclerose, etc.

Embora a tese pareça plausível, há algumas falhas de raciocínio que merecem consideração. É muito provável que as drásticas alterações de estilo de vida decorrentes da vida moderna impactem negativamente o funcionamento de nossos genes, e essa é uma das hipóteses mais aceitas para a incidência exponencial de obesidades e doenças crônicas associadas. Entretanto, a solução para o problema parece ser muito mais complexa do que mera (re)adoção da dieta paleolítica. Primeiramente, porque não existe uma única dieta paleolítica. A alimentação, à época, variava drasticamente de acordo com a região geográfica, clima e nichos ecológicos, fatores que determinavam a disponibilidade local de alimentos. Isso significa que alguns bandos poderiam consumir uma dieta baseada primariamente em alimentos de origem animal, enquanto outros poderiam ser exclusivamente vegetarianos. Logo, é improvável que todos os humanos tenham sofrido uma pressão adaptativa exclusiva a um único tipo de alimentação. É mais coerente imaginar que nosso genoma é resultado de adaptações múltiplas consequentes de diferentes tipos de dieta, redundando numa imensa variabilidade interindividual, o que explica em parte por que diferentes indivíduos respondem tão heterogeneamente ao mesmo tipo de dieta.

Em segundo lugar, ao contrário do que atestam entusiastas da dieta paleolítica, a escalada de obesidade e as doenças crônicas modernas não têm origem na primeira Revolução Agrícola, de modo que a restrição de grãos, cereais e laticínios não encontra respaldo nessa linha de argumentação.

Em terceiro, contribui em boa parcela para a radical mudança de estilo de vida do homem moderno a redução dos níveis de atividade física, fruto das novas tecnologias, que substituem o esforço humano pela comodidade da máquina. É provável que a combinação da alimentação moderna, notadamente a dos últimos cinquenta anos, associada à redução drástica dos níveis de atividade física, explique com mais acurácia a pandemia de obesidade e doenças crônicas, e não simplesmente o consumo de leites e derivados, grãos e cereais.

Críticas à parte, existem alguns estudos que avaliaram seus possíveis benefícios. Esses trabalhos foram revisados por Eric Manheimer e sua equipe, que publicaram um estudo em 2015, segundo o qual, em curto prazo, a dieta paleolítica é mais efetiva em melhorar fatores cardiometabólicos do que as dietas restritivas usualmente recomendadas. Todavia, essas conclusões são baseadas em apenas quatro estudos originais, com duração de quatro a seis meses, período muito curto para se avaliar o impacto de longo prazo de uma dieta. O estudo mais longo que investigou os efeitos da dieta paleolítica em mulheres obesas encontrou perdas de gordura corporal e melhora de marcadores cardiometabólicos similares aos obtidos com uma dieta hipocalórica comum.

A dieta paleolítica, portanto, parece proporcionar resultados positivos no curto prazo, que provavelmente advêm da redução do consumo de alimentos de baixo valor nutricional e do aumento da ingestão de frutas e vegetais, com a vantagem de ofertar uma relativamente ampla possibilidade de escolhas alimentares, em comparação às dietas restritivas mais usuais. Entretanto, a aderência em longo prazo, calcanhar de Aquiles de todas as dietas restritivas, é o fator central – para além das críticas conceituais abordadas anteriormente – que torna problemática a recomendação generalizada da dieta paleolítica para todos os indivíduos.

REFERÊNCIAS

MANHEIMER, E. W. *et al.* Paleolithic nutrition for metabolic syndrome: systematic review and meta-analysis. **The American Journal of Clinical Nutrition**, v. 102, n. 4, p. 922-932, out. 2015.

MELLBERG, C. *et al.* Long-term effects of a Palaeolithic-type diet in obese postmenopausal women: a 2-year randomized trial. **European Journal of Clinical Nutrition**, v. 68, n. 3, p. 350-357, mar. 2014.

Dieta mediterrânea

BRUNO GUALANO

O interesse pela dieta mediterrânea teve início nos anos 1960, com a observação de que a incidência de doenças cardíacas coronarianas causava menos mortes em países mediterrâneos do que nos Estados Unidos e no norte da Europa. Diversos estudos subsequentes demonstraram que o engajamento à dieta mediterrânea previne eventos cardiovasculares, diabetes do tipo 2, obesidade, síndrome metabólica, depressão, transtornos cognitivos, cálculo renal e mortalidade por todas as causas.

Atualmente, a dieta mediterrânea é recomendada pela Organização Mundial da Saúde e pelo *Guia Alimentar Americano* para a promoção de saúde e prevenção de doenças crônicas.

A dieta mediterrânea é uma forma de alimentação baseada na culinária tradicional dos países da costa do mar Mediterrâneo, onde a alimentação é tipicamente composta por frutas, vegetais, grãos integrais, feijão, cereais, sementes, nozes e azeite de oliva. Também caracterizam a dieta o consumo frequente de peixes e frutos do mar, aves, ovos e uma moderada ingestão de carnes vermelhas e laticínios. As refeições contêm alimentos variados e as porções são moderadas. A base da dieta são os vegetais, compondo de 7 a 10 porções por dia. O consumo moderado de vinho, a alimentação prazerosa compartilhada com familiares e amigos, a prática regular de atividade física, o repouso e o sono adequados são outras recomendações que integram o estilo de vida mediterrâneo "cardioprotetor".

Como se pode notar, não se trata de uma mera dieta. É bem verdade que o consumo elevado de alimentos ricos em fibras, ômega-3, gordura monoinsaturada e compostos bioativos – como os polifenois, os antioxidantes diversos e as proteínas de alto valor biológico – pode explicar os benefícios cardiovasculares provenientes dessa dieta. Todavia, não se pode desconsiderar o efeito aditivo trazido pela atividade física, a qualidade do sono e o prazer na alimentação para a prevenção de doenças crônicas.

Por isso, a expressão *estilo de vida* mediterrâneo tem paulatinamente substituído o termo *dieta* mediterrânea. Embora os benefícios desse estilo de vida sejam cada vez mais reconhecidos e recomendados, simplesmente "importá-lo" do mediterrâneo para uma outra região econômica, política, ambiental e culturalmente distinta não é tarefa das mais fáceis.

Ainda assim, um estudo de Gundula Behrens e seus colaboradores, publicado em 2013, indica que mesmo nos Estados Unidos, um dos líderes mundiais nos rankings de inatividade física, de consumo de ultraprocessados e, como consequência, de obesidade e de doenças crônicas, a adoção de elementos do estilo de vida mediterrâneo previne a mortalidade por todas as causas em 73%. Estima-se, ainda, que ⅓ de todas a mortes observadas nessa população poderia ser evitada pelo engajamento nesse estilo de vida.

No Brasil, as barreiras para a implementação de um estilo de vida mediterrâneo seriam de toda sorte, e certamente demandariam ajustes culturais. Chama a atenção, entretanto, as similaridades entre os componentes desse estilo de vida e do *Guia alimentar para a população brasileira* (ver "O que é comer saudável?", no fim do livro). Embora fundados em princípios teóricos distintos, ambos redundam em recomendações semelhantes, com foco ampliado na alimentação, para além do efeito biológico do nutriente isolado. É possível que as lições trazidas por décadas de estudo sobre o estilo de vida mediterrâneo, em grande parcela contempladas pelo guia nacional, sejam úteis no desenvolvimento de um estilo de vida saudável genuinamente brasileiro.

REFERÊNCIAS

BACH-FAIG, A. *et al.* Mediterranean diet pyramid today. Science and cultural updates. **Public Health Nutrition**, v. 14, n. 12A, p. 2274-2284, dez. 2011.

BEHRENS, G. *et al.* Healthy lifestyle behaviors and decreased risk of mortality in a large prospective study of US women and men. **European Journal of Epidemiology**, v. 28, n. 5, p. 361-372, maio 2013.

DIOLINTZI, A.; PANAGIOTAKOS, D. B.; SIDOSSIS, L. S. From Mediterranean diet to Mediterranean lifestyle: a narrative review. **Public Health Nutrition**, v. 22, n. 14, p. 2703-2713, 22 out. 2019.

Dieta do jejum intermitente

HAMILTON ROSCHEL

O termo *jejum intermitente* é, na verdade, um guarda-chuva sob o qual podemos abrigar diferentes formas de jejum, incluindo o jejum em dias alternados, o jejum periódico, a restrição de horários para alimentação, entre outros. Enquanto o jejum em dias alternados envolve alternância entre dias com baixa ou nenhuma ingestão calórica (0% a 25%) e dias com ingestão alimentar irrestrita, o jejum periódico propõe restringir o consumo de alimentos em um ou dois dias da semana, com dieta irrestrita nos demais dias. Já a restrição de horários para alimentação limita o período, ou número de horas do dia, em que o indivíduo pode fazer alguma ingestão alimentar.

Embora divirjam em termos operacionais, todas compartilham do mesmo princípio – restringir a ingestão alimentar em períodos específicos. Essa ideia advém, muito provavelmente, da observação dos nossos antepassados hominídeos. Estes tinham a sua alimentação restrita aos períodos de oferta (em caso de caça bem-sucedida, por exemplo), passando por períodos de jejum prolongados até que surgisse a próxima oportunidade de se alimentarem.

Apesar de atraente, essa concepção perde força à medida que se entendem os potenciais mecanismos pelos quais os efeitos benéficos dessas estratégias parecem se manifestar. De fato, a ciência apresenta dados bastante interessantes quanto à efetividade do jejum intermitente em reduzir o peso e gorduras corporais, e diminuir a concentração de açúcar circulante no sangue. Entretanto, um aspecto fundamental a ser destacado é que os resultados obtidos a partir das diferentes estratégias de jejum intermitente parecem não diferir daqueles observados com uma restrição calórica similar oferecida de forma contínua, ou seja, com uma dieta convencional restrita em calorias. Dessa forma, o potencial do jejum intermitente parece fundamentar-se na sua capacidade em restringir o consumo alimentar, gerando, assim, uma diminuição na quantidade de calorias ingeridas, uma vez que, embora os períodos liberados para alimentação sejam de livre consumo, estes parecem ser insuficientes para compensar o déficit gerado pelos períodos de jejum.

Ainda que não se demonstre superior ao modelo mais tradicional de restrição de calorias, as diferentes possibilidades de diminuir o aporte energético oferecidas pelas variações do jejum intermitente podem conferir uma vantagem interessante, já que tem a tendência de serem mais "customizáveis" ao indivíduo, favorecendo, por exemplo, a sua aderência ao tratamento.

O jejum intermitente não é, no entanto, livre de possíveis efeitos adversos. A busca inconsciente pela compensação na ingestão alimentar durante os períodos liberados para o consumo pode causar episódios compulsivos importantes, que são considerados fatores desencadeadores para o desenvolvimento de comportamentos ligados a transtornos alimentares. Adicionalmente, assim como a maioria das dietas restritivas, a adoção de uma estratégia como essa pode ser custosa, sob o ponto de vista do convívio social.

Por fim, o jejum intermitente é uma estratégia nutricional relevante e potencialmente eficaz em diferentes contextos; contudo, padece da ausência de um bom relacionamento do indivíduo com a alimentação, com possíveis efeitos deletérios.

REFERÊNCIAS

SEIMON, R. V. *et al.* Do intermittent diets provide physiological benefits over continuous diets for weight loss? A systematic review of clinical trials. **Molecular and Cellular Endocrinology**, v. 418, pt. 2, p. 153-172, 15 dez. 2015.

TINSLEY, G. M.; LA BOUNTY, P. M. Effects of intermittent fasting on body composition and clinical health markers in humans. **Nutrition Reviews**, v. 73, n. 10, p. 661-674, out. 2015.

VARADY, K. A. Impact of intermittent fasting on glucose homeostasis. **Current Opinion in Clinical Nutrition and Metabolic Care**, v. 19, n. 4, p. 300-302, jul. 2016.

Dieta hiperproteica

HAMILTON ROSCHEL

Sabe-se que o déficit energético – condição na qual se gasta mais energia do que se ingere – é fator primordial para o emagrecimento; contudo, embora essa estratégia seja eficiente para reduzir a massa corporal, esta não se dá apenas às custas de tecido gorduroso. Apesar da maior parte (aproximadamente 70%) do peso perdido em programas de emagrecimento ser, de fato, em virtude da redução de gordura corporal, há, também, uma redução importante (em torno de 25%) de massa muscular. Não apenas o peso total, mas a proporção de massa gorda/massa muscular perdida está ligada ao conceito de "qualidade" do emagrecimento. Sobre isso, entende-se que um emagrecimento de melhor "qualidade" induza à perda de peso com o menor comprometimento possível de massa muscular, à medida que otimiza a redução de gordura corporal.

As proteínas (além de comporem as enzimas e hormônios, por exemplo) exercem papel estrutural fundamental, sendo a base para os nossos músculos. Estes são constantemente renovados, implicando que, de tempos em tempos, proteínas velhas sejam degradadas e novas sejam construídas (sintetizadas) em seu lugar. Para que o músculo aumente de tamanho, é necessário que as taxas de síntese proteica superem as de degradação, e a ingestão de alimentos contendo proteínas é um fator essencial para esse fim.

Nesse sentido, a dieta hiperproteica tem ganhado atenção. A ciência acumula evidências de que uma dieta hipocalórica, porém rica em proteínas (com cerca de 30% do valor calórico total), é capaz de potencializar as reduções de peso corporal total e de massa gorda, ao mesmo tempo em que minimiza as perdas de massa muscular quando comparada a uma dieta igualmente restrita em calorias, mas com quantidades padrão de proteínas (aproximadamente 15% do valor calórico total). Isso é particularmente importante, uma vez que a preservação de massa muscular se faz benéfica em várias instâncias, como na manutenção da capacidade funcional e do metabolismo do indivíduo, enquanto contribui também para a menor redução do gasto calórico de repouso (efeito comumente observado quando se diminui a massa muscular), favorecendo a continuidade do processo de emagrecimento.

Somado aos efeitos sobre a massa muscular, o aumento do consumo proteico durante períodos de restrição energética pode, potencialmente, exercer efeito positivo sobre a sensação de saciedade do indivíduo. De particular importância para a promoção de hábitos alimentares mais saudáveis e para o manejo do peso corporal, a modulação do apetite parece ser mais sensível à ingestão de proteínas quando comparada aos carboidratos ou gorduras, embora seu real efeito não seja totalmente compreendido pela ciência.

Ainda que constituam uma estratégia interessante, as dietas hiperproteicas padecem das mesmas limitações de qualquer abordagem nutricional restritiva, e têm a sua aderência afetada por uma enormidade de fatores comportamentais e ambientais, não sendo, portanto, solução definitiva ou universal para o tratamento da obesidade. Apesar disso, há evidências suficientes para sugerir que dietas ricas em proteínas possam otimizar o processo de emagrecimento, aumentando a perda de peso e gordura corporais, e reduzindo a perda de músculos, com impactos positivos sobre a saúde cardiometabólica, além de contribuir para uma maior sensação de saciedade.

PROTEÍNAS PREJUDICAM A FUNÇÃO RENAL?

Apesar dos efeitos positivos sobre o ganho de massa muscular, diminuição do comprometimento do tecido muscular durante o emagrecimento e preservação da massa muscular em idosos, dietas ricas em proteína são comumente alvos de certa resistência, sob a alegação de que o consumo excessivo desse nutriente poderia ser prejudicial para os rins.

A especulação seria de que dietas hiperproteicas seriam responsáveis por aumentar a concentração de ureia e, uma vez que ela deve ser filtrada pelos rins, estes ficariam sobrecarregados, eventualmente deteriorando a sua função e instalando um quadro de insuficiência renal. Essa hipótese, contudo, não encontra respaldo científico, sendo refutada por diretrizes internacionais elaboradas pela Organização Mundial da Saúde.

De maneira mais pragmática, um estudo desenvolvido por Michaela Devries e sua equipe, publicado em 2018, fez um amplo levantamento da literatura e demonstrou que, embora o consumo aumentado de proteínas na dieta possa gerar alterações em parâmetros que avaliam a função renal, tais variações parecem ocorrer dentro dos limites fisiológicos de normalidade, e não são diferentes, ao longo do tempo, das alterações observadas em indivíduos que fazem consumo de quantidades padrão de proteínas. Assim, embora atualmente recomende-se que o consumo de proteínas seja restrito em pacientes com doenças renais já instaladas, dietas hiperproteicas não devem ser vistas como fatores desencadeadores de doenças renais.

REFERÊNCIAS

DEVRIES, M. C. *et al.* Changes in kidney function do not differ between healthy adults consuming higher – compared with lower – or normal-protein diets: a systematic review and meta-analysis. **The Journal of Nutrition**, v. 148, n. 11, p. 1760-1775, 1 nov. 2018.

DONG, J. Y. *et al.* Effects of high-protein diets on body weight, glycaemic control, blood lipids and blood pressure in type 2 diabetes: meta-analysis of randomised controlled trials. **British Journal of Nutrition**, n. 110, n. 5, p. 781-789, 14 set. 2013.

INSTITUTE OF MEDICINE. **Dietary reference intakes for energy, carbohydrate, fiber, fat, fatty acids, cholesterol, protein and amino acids**. Washington, DC: National Academies Press, 2005.

KRIEGER, J. *et al*. Effects of variation in protein and carbohydrate intake on body mass and composition during energy restriction: a meta-regression. **The American Journal of Clinical Nutrition**, v. 83, n. 2, p. 260-274, fev. 2006.

LEIDY, H. J. *et al*. The role of protein in weight loss and maintenance. **The American Journal of Clinical Nutrition**, v. 101, n. 6, p. 1320S-1329S, jun. 2015.

WHO/FAO/UNU Expert Consultation. Protein and amino acid requirements in human nutrition. **WHO Technical Report Series**, n. 935, 2007. 265 p.

WYCHERLEY, T. P. *et al*. Effects of energy-restricted high-protein, low-fat compared with standard-protein, low-fat diets: a meta-analysis of randomizes clinical trials. **The American Journal of Clinical Nutrition**, v. 96, n. 6, p. 1281-1298, dez. 2012.

Dietas restritivas funcionam?

DESIRE COELHO

Sim e não. Para entender o porquê dessa resposta, precisamos levar em consideração alguns fatores:

1. PERDER PESO × EMAGRECER

Muitos estudos, principalmente os mais antigos, de cinco a dez anos atrás, tinham como principal desfecho de sucesso a perda de peso corporal. No entanto, como já discutido anteriormente, perder peso não significa necessariamente emagrecer. Dizer que uma pessoa perdeu 10 kg com uma dieta informa somente que ela está mais leve. O quanto desse peso corresponde à massa gorda ou magra não dá para saber e, dependendo da intensidade de restrição feita, a pessoa pode perder uma quantidade significativa de massa magra, o que não é desejável.

Logo, se o objetivo for a perda de peso, sim, as dietas restritivas são efetivas, mas isso nos leva a um outro fator que devemos questionar: Por quanto tempo a pessoa consegue manter esse peso mais baixo?

2. REGANHO DE PESO

Quando se avalia a eficácia de uma determinada dieta, isso normalmente é feito por um período definido – de dias, semanas ou até meses. São poucos os estudos bem controlados com mais de um ano de duração; muitas vezes, o que encontramos são estudos de associação (como vimos em "Por que existem tantas controvérsias no mundo da nutrição?").

Em curto prazo, de algumas semanas ou meses, existem muitas pesquisas mostrando resultados benéficos com dietas restritivas.

A grande questão é que os estudos com duração de mais de um ano, além de serem poucos, mostram que a aderência à dieta diminui significativamente no longo prazo. Um estudo de Michael Dansinger e sua equipe, publicado em 2005, que acompanhou por um ano a aderência do público a diferentes tipos de dieta, verificou que, ao final do período, as pessoas seguiam apenas 30% daquilo que havia sido prescrito – ou seja, praticamente não haviam seguido as orientações iniciais.

Uma outra pesquisa, de Kevin Hall e seus colaboradores, publicada em 2018, avaliou diversos estudos realizados anteriormente, com o objetivo de verificar a manutenção do peso perdido por pessoas que tinham se submetido a dietas. Como resultado, eles verificaram que, cinco anos depois, cerca de 77% do peso corporal perdido já havia sido recuperado. Apesar de muitos acharem que isso ocorreu porque as pessoas não tiveram força de vontade suficiente, sabemos que não é bem assim. Um dos possíveis motivos desse reganho baseia-se em uma teoria chamada *body weight set point*, que em português seria algo como "peso corporal padrão". Ainda não se sabe exatamente como ele é regulado, mas estudos em animais mostram de maneira bem consistente que o corpo tende a manter uma determinada faixa de peso corporal. Caso haja uma perda de peso e emagrecimento por meio de uma restrição alimentar ou até mesmo de uma lipoaspiração, são estimulados mecanismos compensatórios para tentar recuperar o peso e o tecido adiposo perdido, como uma diminuição do gasto de energia de repouso, aumento da liberação do hormônio da fome (grelina) e diminuição do hormônio da saciedade (leptina), entre outros.

Mas, apesar de estudos mostrarem um efeito limitado das dietas restritivas, existirá sempre uma parcela de participantes, mesmo que poucos, que irá responder bem à intervenção e que conseguirá manter pelo menos boa parte do peso perdido por anos. E isso acontece com todos os tipos de dietas. Sempre terá alguém que irá se adaptar muito bem a uma dieta low-carb, paleolítica,

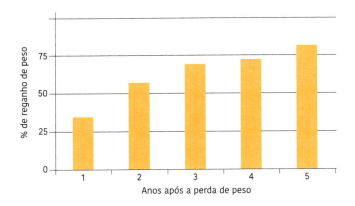

Gráfico 1. Média de tempo para o reganho de peso, depois de uma intervenção para perda de peso. (HALL; KAHAN et al., 2018)

hipolipídica, e assim por diante. No final, o que importa mesmo é se a pessoa consegue manter aquela restrição em longo prazo.

3. O QUE É CONSIDERADO SUCESSO?

Essa pergunta pode soar estranha para algumas pessoas, mas saiba que o que a ciência considera sucesso na dieta pode não ser o mesmo que você. No caso da obesidade, para a ciência é considerado sucesso se a pessoa consegue manter seu peso 10% abaixo do inicial um ano depois de começar a dieta ou, ainda melhor, se o mantém após 5 anos ou mais. Logo, o caso de uma pessoa que passa de 90 kg para 81 kg é considerado um sucesso. Isso porque, com essa diminuição, os principais parâmetros metabólicos melhoram muito e, com eles, o risco de desenvolver outras doenças se torna significativamente mais baixo – pensando em saúde, esse é o principal desfecho que queremos. No entanto, no mundo real, no qual a estética é também importante para muitos, será que essa pessoa ficará feliz com esse resultado?

Em "Por que é tão fácil engordar e tão difícil emagrecer?", foi discutido o estudo do *The Biggest Loser*, lembra? Nele, os participantes que pesavam em média 148 kg no início do programa perderam em 6 meses cerca de 58 kg, terminando com uma média de 90 kg. Eles perderam aproximadamente 40% do peso corporal inicial! Seis anos depois, quando reavaliados, eles haviam recuperado grande parte desse peso – estavam em média com 131 kg –, mas, mesmo com esse reganho, em média ainda estavam 12% abaixo do peso inicial. Para a ciência, isso é sucesso; para eles, talvez nem tanto. O interessante aqui também é ver que durante o processo de emagrecimento eles ficaram todos dentro de uma casa, acompanhados por uma equipe especializada, em um programa de tevê assistido por milhões de pessoas, em condições muito diferentes das que eles têm em suas casas. Algo parecido com o que acontece quando uma pessoa vai para um SPA. Ao voltar para a "vida real", se não houver um ajuste muito drástico da vida, o resultado não se mantém – são raros os casos de pessoas que perdem de 15% a 20% do peso inicial e conseguem mantê-lo.

Mas algo parece ajudar! Um dos fatores que influencia positivamente a manutenção do peso perdido é o acompanhamento por profissionais da área da saúde. Isso porque, além de aumentar a motivação por ter alguém ao seu lado, os profissionais são treinados e podem ajudar a pessoa a entender quais são as principais barreiras que está enfrentando e como ultrapassá-las. Ou seja, se você está pensando em emagrecer, procure profissionais especializados para ajudar você nesse processo e mantenha contato com eles mesmo quando já tiver emagrecido, diminuindo assim as chances de reganho!

4. FAZER DIETA PODE ENGORDAR?

Parece paradoxal, mas saiba que muitas evidências demonstram que, em longo prazo, a prática de dietas pode ser um fator preditor de ganho de peso.

Uma das principais pesquisas nesse sentido foi publicada em 2012, por Kirsi Pietiläinen e sua equipe. Esse estudo foi realizado com irmãos gêmeos, idênticos e não idênticos, eliminando-se o fator genético. Assim, considerando "apenas" o fator ambiental, foi avaliada, durante nove anos, a relação entre perda de peso intencional por meio de dietas restritivas e a evolução do peso corporal. Como resultado, o gêmeo que nesse período fez mais dietas estava mais pesado do que seu irmão gêmeo que fez menos ou não fez nenhuma dieta. Ou seja, a dieta parece influenciar diretamente o ganho de peso corporal em longo prazo. Vale ressaltar que esse não é o único estudo a mostrar essa relação, existem outros. Mas por que isso acontece?

Por meio de adaptações evolutivas, a restrição alimentar e a subsequente perda de peso são entendidas pelo corpo como uma ameaça à sobrevivência (conforme vimos em "Por que é tão fácil engordar e tão difícil emagrecer?"). Desse modo, o corpo começa a ativar mecanismos de defesa para bloqueá-la.

Além disso, a restrição alimentar é também um importante fator de estresse psicológico – apesar desse tema ser muito analisado atualmente, o estudo mais clássico data da década de 1950, realizado por Ancel Keys e conhecido mundialmente como "Minnesota Starvation Study". Nele, adultos saudáveis e com peso corporal normal ficaram numa casa por seis meses e só podiam passar para a nova fase do estudo após perderem 25% do peso corporal. Para conseguir isso, os pesquisadores manipulavam e restringiam a dieta deles. Entre os vários achados, a parte comportamental merece destaque. Durante o processo de emagrecimento, eles se tornavam cada vez mais interessados por comida, falavam sobre ela, colecionavam receitas. O tema tornou-se para eles uma obsessão, a ponto de substituírem as fotos de familiares e de amigos por fotos de comida. Depois desse estudo, foi relatado que muitos indivíduos apresentaram episódios de compulsão alimentar ou até mesmo outros tipos de comportamento que iam do compulsivo ao abusivo.

De fato, a restrição alimentar pode levar à perda de controle no comer e até a episódios compulsivos. E, apesar de muitos ainda acharem que as dietas restritivas são inofensivas, elas não são. Não podemos esquecer jamais que comer, além de ser uma necessidade fisiológica, também é um ato social. As dietas restritivas são cheias de regras que não levam em conta nossas preferências, nossos hábitos e o meio em que vivemos. Desse modo, elas podem ser uma grande fonte de estresse e até mesmo resultar em ganho de peso. Por isso, muito cuidado!

REFERÊNCIAS

CHRISTIANSEN, T. *et al.* Weight loss maintenance in severely obese adults after an intensive lifestyle intervention: 2- to 4-year follow-up. **Obesity**, Silver Spring, v. 15, n. 2, p. 413-420, fev. 2007.

CLARK, J. E. Diet, exercise or diet with exercise: comparing the effectiveness of treatment options for weight-loss and changes in fitness for adults (18-65 years old) who are overfat, or obese; systematic review and meta-analysis. **Journal of Diabetes & Metabolic Disorders**, v. 14, n. 31, 17 abr. 2015.

DANSINGER, M. L. *et al.* Comparison of the atkins, ornish, weight watchers, and zone diets for weight loss and heart disease risk reduction: a randomized trial. **Journal of the American Medical Association**, v. 293, n. 1, p. 43-53, 2005.

DULLOO, A. G. *et al.* How dieting makes the lean fatter: from a perspective of body composition autoregulation through adipostats and proteinstats awaiting discovery. **Obesity Reviews**, n. 16, p. 25-35, fev. 2015. Supl. 1.

FOTHERGILL, E. *et al.* Persistent metabolic adaptation 6 years after "The Biggest Loser" competition. **Obesity**, Silver Spring, v. 24, n. 8, p. 1612-1619, ago. 2016.

HALL, K. D.; KAHAN, S. Maintenance of lost weight and long-term management of obesity. **Medical Clinics of North America**, v. 102, n. 1, p. 183-197, jan. 2018.

HILL, A. J. Does dieting make you fat? **British Journal of Nutrition**, v. 92, p. S15-S18, 2004. Supl. 1.

KEYS, A.; BROZEK, J.; HENSCHEL, A. **The biology of human starvation**. v. 1 e 2. Minneapolis, 1950.

PIETILÄINEN, K. H. *et al.* Does dieting make you fat? A twin study. **International Journal of Obesity**, v. 36, n. 3, p. 456-464, mar. 2012.

POLIVY, J. Psychological consequences of food restriction. **Journal of the American Dietetic Association**, v. 96, n. 6, p. 589-592, jun. 1996.

III. MITOS E VERDADES

Leite faz mal?

FABIANA BENATTI

Consumir (ou não) leite de vaca certamente figura entre as principais polêmicas do mundo da nutrição. Muitos nutricionistas e profissionais da saúde defendem seu consumo, ao passo que outros deliberadamente o contraindicam para toda e qualquer pessoa.

De fato, não se recomenda a ingestão de leite de vaca e derivados a pessoas que apresentam alergia à(s) proteína(s) presente(s) no leite, que acomete cerca de 0,25% a 4,9% da população, sendo mais frequentemente observada em crianças do que em adultos, conforme apontou um recente estudo de Alessandro Fiocchi e sua equipe de pesquisadores, publicado em 2015. Os alérgicos ao leite de vaca apresentam inúmeros sintomas clínicos frente ao seu consumo, que vão desde irritações cutâneas, como urticária, angioedema e dermatite, até quadros respiratórios, como asma e rinite, e desordens gastrointestinais, como diarreia, cólica e vômito. O quadro de anafilaxia seria, por fim, o quadro mais grave associado a essa alergia, mas pouco frequente.

Também não se deve recomendar a ingestão de leite de vaca e derivados para pessoas com intolerância à lactose (tipo de açúcar mais presente nesses alimentos). Uma vez que essas pessoas possuem produção insuficiente da enzima que "quebra" a lactose no intestino, esse açúcar passa a não ser absorvido, levando à produção excessiva de gases e quadros de diarreia após o consumo do leite de vaca e derivados.

Dito isso, deve-se deixar claro que, à exceção de casos de intolerância à lactose e alergia ao leite de vaca, não há qualquer evidência científica que contraindique o consumo de leite para a população. Apesar disso, muitos nutricionistas e profissionais da saúde recomendam a exclusão desses alimentos da alimentação dos seus pacientes. Quais os motivos para tal conduta?

Uma das principais crenças que envolvem o consumo de leite de vaca é a de que ele estimula a produção de muco pelo trato respiratório. Acredita-se que isso se deva às características organolépticas do leite. Por ser uma emulsão de gordura em água, o leite, quando misturado à mucina presente na saliva, sofre o processo de floculação, que aumenta a viscosidade e o volume salivar. Isso leva a pessoa a achar que o leite aumentou a produção de muco, mas isso não é verdade. De fato, essa crença não tem qualquer respaldo científico; aliás, há muitos estudos que refutam totalmente essa hipótese.

Outra importante crença que envolve o consumo de leite de vaca é a afirmação de que ele é pró-inflamatório e, por isso, está associado ao maior risco de desenvolvimento de doenças crônicas, como diabetes do tipo 2 e doenças cardiovasculares. Contudo, mais uma vez, a ciência mostra que o consumo de leite e derivados não tem impacto sobre biomarcadores inflamatórios.

Em contrapartida, há uma quantidade considerável de evidências que mostram associação positiva (e não negativa!) entre a ingestão de leite e parâmetros de saúde. Estudos epidemiológicos demonstram que consumir leite e derivados pode estar associado ao menor risco de desenvolvimento de doenças cardiovasculares. Associação similar é observada em relação ao desenvolvimento de doenças crônicas, como diabetes do tipo 2, osteoporose e alguns tipos de câncer. Além disso, constatou-se que o consumo desses alimentos está relacionado à maior quantidade de massa e função musculares em jovens e idosos, que, por sua vez, está associada à maior autonomia e ao menor risco de mortalidade em longo prazo.

Apesar das evidências científicas a favor do consumo de leite, na prática clínica, há diversos relatos de pessoas que excluem o leite de vaca de sua alimentação e experimentam melhora de sintomas clínicos, particularmente daqueles associados ao trato gastrointestinal. Por que será?

É importante levarmos em consideração que, no Brasil, a maioria das pessoas faz consumo de leite de vaca UHT, aquele que chamamos de "leite de caixinha". Este tipo de leite, para ganhar maior tempo de prateleira, não só passa pelo processo de UHT (ultra-alta temperatura de pasteurização), de modo a esterilizá-lo, como ganha alguns aditivos e conservantes. Além disso, não é incomum que muitos deles contenham outros tipos de contaminantes não autorizados por lei. Isso, por si só, já poderia explicar desconfortos gastrointestinais, por exemplo. Aliás, é bastante comum ouvirmos relatos de pessoas que trocaram o leite de caixinha pelo leite fresco (aquele que precisa ficar na geladeira) e rapidamente pararam de sentir desconfortos gastrointestinais após o seu consumo.

Dessa forma, é importante averiguar se, de fato, possíveis sintomas clínicos em decorrência da ingestão desses alimentos não se dão simplesmente em função da sua possível má qualidade. Considerando-se que o leite de vaca e seus derivados são alimentos ricos em proteínas de alta qualidade biológica, vitaminas e minerais, como o cálcio, tão benéficos à saúde, além de sua associação positiva com o menor risco cardiovascular, a recomendação de excluir totalmente esses alimentos da alimentação deveria apenas ser feita a pessoas que apresentam alergia ao leite de vaca ou intolerância à lactose.

REFERÊNCIAS

ALEXANDER, D. D. *et al*. Dairy consumption and CVD: a systematic review and meta-analysis. **British Journal of Nutrition**, v. 115, n. 4, p. 737-750, 28 fev. 2016.

BALFOUR-LYNN, I. M. Milk, mucus and myths. **Archives of Disease in Childhood**, v. 104, n. 1, p. 91-93, 2019.

FIOCCHI, A *et al*. Cow's milk allergy in children and adults. **Chemical Immunology and Allergy**, v. 101, p. 114-123, 2015.

GIJSBERS, L. *et al*. Consumption of dairy foods and diabetes incidence: a dose-response meta-analysis of observational studies. **The American

Journal of Clinical Nutrition, v. 103, n. 4, p. 1111-1124, abr. 2016.

GOEDE, J. *et al*. Dairy consumption and risk of stroke: a systematic review and updated dose-response meta-analysis of prospective cohort studies. **Journal of the American Heart Association**, v. 5, n. 5, 20 maio 2016.

LABONTÉ, M. È. *et al*. Impact of dairy products on biomarkers of inflammation: a systematic review of randomized controlled nutritional intervention studies in overweight and obese adults. **The American Journal of Clinical Nutrition**, v. 97, n. 4, p. 706-717, abr. 2013.

QIN, L. Q. *et al*. Dairy consumption and risk of cardiovascular disease: an updated meta-analysis of prospective cohort studies. **Asia Pacific Journal of Clinical Nutrition**, v. 24, n. 1, p. 90-100, 2015.

RICE, B. H. Dairy and cardiovascular disease: a review of recent observational research. **Current Nutrition Reports**, v. 3, p. 130-138, 15 mar. 2014.

THORNING, T. K. *et al*. Milk and dairy products: good or bad for human health? An assessment of the totality of scientific evidence. **Food & Nutrition Research**, v. 60, p. 32527, 22 nov. 2016.

Frutas e sucos engordam?

FABIANA BENATTI

Frutas indubitavelmente fazem bem à saúde. Inúmeros são os estudos epidemiológicos que associam a maior ingestão de frutas e verduras ao menor risco de doenças cardiovasculares, de alguns tipos de câncer e de mortalidade por todas as causas.

Os mecanismos responsáveis por essa associação benéfica provavelmente estão associados ao fato de que frutas são ricas em diversas vitaminas, minerais e polifenóis, além de fibras alimentares.

As vitaminas C e E, e os polifenóis, como os carotenoides, que têm propriedades antioxidantes e anti-inflamatórias, auxiliam na diminuição do "colesterol ruim" (LDL) e da formação de placas de ateroma (que levam a aterosclerose e doenças cardíacas). Essas mesmas características antioxidantes e anti-inflamatórias também estão associadas ao menor risco de desenvolvimento de câncer, uma vez que neutralizam espécies reativas de oxigênio e, como consequência, reduzem o dano no DNA, conforme atesta o estudo de Johanna Lampe, publicado em 1999.

As fibras alimentares levam à diminuição da absorção de colesterol e de açúcares no intestino, levando à melhora do metabolismo de lipídios (gorduras) e de glicose no sangue, ambos importantes fatores de risco cardiovasculares. Além disso, a fermentação dessas fibras por bactérias que moram no intestino leva à produção de ácidos graxos de cadeia curta, os quais inibem a produção de colesterol pelo fígado. Finalmente, as fibras alimentares funcionam como prebióticos, ou seja, como alimento para bactérias benéficas que moram no nosso intestino. A maior quantidade dessas bactérias também está associada ao menor risco de desenvolvimento de doenças crônicas por mecanismos ainda não muito bem conhecidos.

Apesar disso, ainda há diversos nutricionistas e profissionais da saúde que contraindicam a ingestão de frutas e sucos de frutas, com a justificativa de que esses alimentos contêm frutose, um tipo de açúcar que pode ter efeitos maléficos ao metabolismo, se consumido em excesso. Quanto a isso, pode-se afirmar que o consumo crônico e excessivo desse nutriente pode levar à maior produção de gordura pelo fígado, levando ao seu acúmulo nesse órgão (esteatose hepática não alcoólica), além de prejuízos no metabolismo de açúcar no sangue que predispõem ao diabetes do tipo 2, por exemplo.

A frutose, em sua forma concentrada, conhecida como xarope de milho, é comumente adicionada em diversos alimentos industrializados, incluindo sucos de fruta ultraprocessados. Daí a enorme importância de se ler os rótulos de alimentos industrializados, mais especificamente na seção de ingredientes, para saber se houve a adição de frutose e de outros tipos de açúcar naquele suco. Se sim, de fato o consumo daquele suco industrializado passa a ser contraindicado, conforme recomendação do *Guia alimentar para a população brasileira* (ver "O que é comer saudável?", para mais informações sobre alimentos ultraprocessados).

Contudo, frutas e sucos de fruta frescos e naturais contêm quantidades moderadas de frutose. Além disso, diferentemente de grande parte dos sucos industrializados ultraprocessados, frutas e sucos naturais contêm todos aqueles nutrientes benéficos à saúde citados anteriormente.

Assim, devemos ressaltar que a preferência sempre deve ser dada ao consumo da fruta fresca, em vez do suco de fruta natural, particularmente no caso de frutas mais calóricas. Um copo de suco de laranja contém, em média, seis laranjas, que conferem a esse suco valor calórico equivalente ao de uma lata de refrigerante, por exemplo. Além disso, o consumo de líquidos leva a uma menor sensação de saciedade do que o consumo de sólidos, mesmo que ambos tenham a mesma quantidade calórica. Isso explica por que somos capazes de tomar um suco de laranja, mas dificilmente conseguimos consumir seis laranjas frescas de uma vez.

Devemos considerar, ainda, que geralmente os sucos de frutas naturais passam por algum processo de coamento, o qual retira boa parte das fibras alimentares da fruta, e, muitas vezes, os sucos também recebem adição de açúcar. Dessa forma, ao optar-se pelo consumo do suco de frutas, o ideal é que ele não seja coado e que pouca ou nenhuma quantidade de açúcar seja adicionada, principalmente para aqueles que desejam emagrecer.

Por fim, é importantíssimo ressaltarmos que a escolha pelo consumo da fruta ou do suco de fruta deve ser feita diante do contexto da alimentação como um todo, a qual é muito diferente de indivíduo para indivíduo. Para algumas pessoas, particularmente para aquelas que desejam emagrecer, o valor calórico de determinado suco de fruta pode ser excessivo, mas para tantas outras, não. Considerando-se os inúmeros nutrientes benéficos à saúde tanto de frutas como de sucos de frutas, essa escolha sempre deve ser feita, ou recomendada, caso a caso.

REFERÊNCIAS

AUNE, D. *et al.* Fruit and vegetable intake and the risk of cardiovascular disease, total cancer and all-cause mortality-a systematic review and dose-response meta-analysis of prospective studies. **International Journal of Epidemiology**, v. 46, n. 3, p. 1029-1056, 1 jun. 2017.

BELLAVIA, A. *et al.* Fruit and vegetable consumption and all-cause mortality: a dose-response analysis. **The American Journal of Clinical Nutrition**, v. 98, n. 2, p. 454-459, ago. 2013.

JENSEN, T. *et al.* Fructose and sugar: a major mediator of non-alcoholic fatty liver disease. **Journal of Hepatology**, v. 68, n. 5, p. 1063-1075, maio 2018.

LAMPE, J. W. Health effects of vegetables and fruit: assessing mechanisms of action in human experimental studies. **The American Journal of Clinical Nutrition**, v. 70, p. 475S-490S, set. 1999. Supl. 3.

MILLER, V. *et al.* Fruit, vegetable, and legume intake, and cardiovascular disease and deaths in 18 countries (PURE): a prospective cohort study. **Lancet**, v. 390, n. 10107, p. 2037-2049, 4 nov. 2017.

TER HORST, K. W; SERLIE, M. J. Fructose consumption, lipogenesis, and non-alcoholic fatty liver disease. **Nutrients**, v. 9, n. 9, p. 981, 6 set. 2017.

Glúten faz mal?

DESIRE COELHO

O glúten é encontrado principalmente no trigo, no centeio e na cevada, e é composto por uma rede complexa de proteínas, predominantemente prolaminas, que são formadas por gliadina e glutenina. A gliadina é uma proteína altamente resistente à digestão e à absorção e, por esse motivo, seu consumo pode estar relacionado a algumas alterações e sintomas gastrintestinais.

O trigo – junto ao milho e ao arroz – é um dos cereais mais consumidos no mundo e, apesar das evidências de que o homem consome alimentos com glúten há mais de 10 mil anos, é discutido se o aumento em seu consumo no final do século passado pode estar relacionado a alguns prejuízos à saúde.

Atualmente, estima-se que o consumo de glúten esteja em torno de 5 g a 20 g por dia e talvez esse número seja ainda maior; isso porque hoje em dia ele tem sido utilizado de modo isolado pela indústria alimentícia, por conferir elasticidade e maciez às preparações, conforme informa Jessica Biesiekierski, em seu estudo publicado em 2017. Para dar um exemplo, via de regra preparações integrais são ricas em fibras e, por esse motivo, um pão integral é mais quebradiço e pouco macio. Mas talvez você já tenha comido ou visto no mercado um pão feito apenas com farinha integral e extremamente macio. Isso é possível porque, além da farinha de trigo integral, foi adicionado glúten isolado, ou glúten vital, como é chamado no meio científico, como um dos ingredientes.

O quanto esse aumento do consumo de glúten isolado pode afetar nossa saúde, ainda não sabemos. Existem duas principais alterações metabólicas que requerem muito cuidado e restrição absoluta: doença celíaca (DC) e a alergia ao trigo.

A doença celíaca é caracterizada por uma resposta imunológica inapropriada e exacerbada ao glúten em pessoas com suscetibilidade genética para seu desenvolvimento. No caso da DC, ocorre um processo inflamatório intestinal, cujos principais sintomas são: diarreia, constipação, perda de peso, anemia, cólica e aumento do risco de câncer intestinal. Conforme a progressão e a gravidade, pode atingir também outros órgãos. Sua incidência é de aproximadamente 1,4% na população mundial, mas há evidências de que seja maior na América do Sul, podendo atingir 4% da população, segundo Biesiekierski. A doença pode surgir em diferentes fases da vida, sendo mais comum até o início da vida adulta. Ela não apresenta cura, mas pode ser controlada com a total retirada do glúten da dieta.

A alergia ao trigo não corresponde necessariamente a uma alergia ao glúten ou à gliadina, pode estar relacionada a outras proteínas presentes no trigo, como a albumina e a globulina. Seu diagnóstico é feito por um alergista, por meio de exames sanguíneos, cutâneos e sintomatológicos (os mesmos sintomas de outros processos alérgicos, como inchaço e coceira na boca e na garganta, urticária, dificuldade de respiração, náusea, diarreia e cólicas, entre outros).

Estima-se que apenas 0,4% da população mundial tenha esse tipo de alergia, sendo maior a incidência em crianças, e que a maioria delas irá se tornar tolerante por volta dos 6 anos de idade. É indiscutível a severidade e a necessidade de cuidados de quem possui alergia ao trigo ou DC. No entanto, a ocorrência na população é baixa, de menos de 5%, quando somada, segundo estudo de Lisa Kucek e seus colaboradores, publicado em 2015.

Sendo assim, por que o glúten ganhou tanta notoriedade?

Anos atrás, começaram a surgir evidências da existência de uma intolerância ao glúten: seriam pessoas que, apesar de não apresentarem doença celíaca, teriam uma sensibilidade aumentada, com a presença de sintomas e desconforto gastrointestinal. A isso deu-se o nome de sensibilidade não celíaca ao glúten e, mesmo sendo ainda hoje muito controversa no mundo científico, ganhou notoriedade junto aos adeptos das dietas da moda, ao ser associada a processos inflamatórios.

Uma das primeiras pesquisas sobre essa sensibilidade relacionou o consumo de glúten a alguns sintomas gastrointestinais. Muitas publicações científicas depois, Biesikierski e equipe divulgaram, em 2013, o estudo que fizeram apenas com sujeitos intolerantes ao glúten ou com síndrome do intestino irritável. Os pesquisadores os alocaram em um dos três grupos: dieta rica em glúten, baixa em glúten (até 2 g ao dia) ou dieta controle (16 g de whey protein ao dia). Após duas semanas, verificaram que em 92% dos casos o glúten não causou qualquer desconforto ou problema nos participantes que afirmavam ser intolerantes no começo do estudo. Ou seja, essas pessoas não possuíam de fato a intolerância não celíaca.

A verdade é que as pesquisas estão apenas começando e o grande problema é que não existe um critério diagnóstico claro para essa intolerância – ele pode ser feito por meio de alguns exames laboratoriais (consulte seu médico ou nutricionista), mas principalmente por sinais e sintomas clínicos, que podem incluir: presença de outras doenças autoimunes, distúrbios digestivos, enxaqueca, problemas de pele, má absorção de alimentos, cansaço sem motivo aparente, sonolência, alterações neurológicas (ansiedade, depressão, hiperatividade...), infertilidade, entre outros. Caso a pessoa possua uma ou mais alterações, uma investigação mais aprofundada se faz necessária, mas, como visto, 92% das pessoas que relatavam ter intolerância não a tinham de fato. Muitas vezes, o desconforto pode ser causado por outro fator, como a fermentação aumentada.

Alguns alimentos possuem determinados tipos de carboidratos que, ao chegarem no intestino, interagem com a nossa microbiota e fermentam, aumentando a produção de gases. Dependendo da intensidade da produção, essa fermentação pode gerar desconforto, distensão abdominal e até dor. A esse grupo de alimentos deu-se o nome de FODMAPs (sigla em inglês de "fermentable oligosaccharides, disaccharides, monosaccharides and polyols" – em português, seria algo como oligossacarídeos, dissacarídeos, monossacarídeos e polióis fermentáveis). O trigo possui um tipo de carboidrato altamente fermentável e que pode estar associado aos sintomas descritos.

Vale ressaltar ainda que a farinha branca comercializada no Brasil, além de muitas vezes ser adicionada de fermento, por lei é enriquecida com ferro e ácido fólico, passando também por um processo de branqueamento, e que infelizmente ainda sabemos muito pouco sobre o efeito desses processos na nossa saúde. Não é incomum ouvir o relato de pessoas que sentem desconforto quando comem algum produto com farinha branca, e que esse sintoma passa ou diminui significativamente com a versão integral do produto ou quando o consomem em outros países.

Restringir a ingestão desses alimentos, via de regra, melhora os sintomas. Contudo, o vilão nem sempre é o glúten, mas outros componentes ou fatores que estimulam a fermentação e, consequentemente, os sintomas e desconfortos associados a eles.

GLÚTEN E EMAGRECIMENTO

Você percebeu que até agora todas as alterações mencionadas são referentes à saúde, e não ao emagrecimento?

Pois é, e quantas pessoas que não apresentam intolerância ou alergia ao glúten relatam ter emagrecido após retirarem essa proteína da alimentação?

O que provavelmente acontece é que, ao retirar o glúten, elas param de consumir pães, torradas, massas e seus molhos caprichados, salgados, bolos, biscoitos, barrinhas, etc. Essa mudança faz que consumam menos calorias, obtenham um balanço energético negativo e emagreçam por conta disso.

Outro fator importante é que, ao retirar o glúten – leia-se: farinhas –, as pessoas acabam substituindo-o por opções muito boas, aumentam o consumo de frutas, legumes e verduras, e, em muitos casos, até começam a se exercitar com regularidade. No final, fica evidente que o motivo do emagrecimento não foi o glúten.

Provavelmente o problema, caso exista, está relacionado com o consumo excessivo. Como sempre, a moderação parece ser a chave. Para descobrir se tem excedido na dose, faça as contas: quantas vezes por dia você come um alimento com glúten (trigo, centeio e cevada)? Tente reduzir, fazer boas trocas e com isso sentir a diferença!

> A aveia não possui glúten, mas sim uma proteína complexa chamada avenina, que muitas vezes é classificada como da família do glúten. Além disso, dependendo da manipulação na indústria, pode ocorrer contato com outros cereais que possuem glúten – o que a torna não segura para pessoas com doença celíaca. Por isso é possível encontrar embalagens de aveia em que a descrição do rótulo diz que pode conter ou não glúten.
>
> **AVEIA TEM GLÚTEN?**

REFERÊNCIAS

BALAKIREVA, A. V.; ZAMYATNIN, A. A. Properties of gluten intolerance: gluten structure, evolution, pathogenicity and detoxification capabilities. **Nutrients 2016**, v. 8, n. 10, p. 644, 18 out. 2016.

BIESIEKIERSKI, J. R. What is gluten? **Journal of Gastroenterology and Hepatology**, v. 32, p. 78-81, mar. 2017. Supl. 1.

BIESIEKIERSKI, J. R. *et al*. No effects of gluten in patients with self-reported non-celiac gluten sensitivity after dietary reduction of fermentable, poorly absorbed, short-chain carbohydrates. **Gastroenterology**, v. 145, v. 2, p. 320-328, ago. 2013.

BUCCI, C. *et al*. Gliadin does not induce mucosal inflammation or basophil activation in patients with non celiac gluten sensitivity. **Clinical Gastroenterology and Hepatology**, v. 11, n. 10, p. 1294-1299, out. 2013.

CZAJA-BULSA, G. Non coeliac gluten sensitivity: a new disease with gluten intolerance. **Clinical Nutrition**, pii, p. S0261-5614, 22 ago. 2014.

KUCEK, L. K. *et al.* A grounded guide to gluten: how modern genotypes and processing impact wheat sensitivity. **Comprehensive Reviews in Food Science and Food Safety**, v. 14, n. 3, p. 285-302, maio 2015.

POLEY, J. R. The gluten-free diet: can oats and wheat starch be part of It? **Journal of the American College of Nutrition**, v. 36, n. 1, p. 1-8, jan. 2017.

VALENTI, S. *et al.* Gluten-related disorders: certainties, questions and doubts. **Annals of Medicine**, v. 49, n. 7, p. 569-581, nov. 2017.

Algum alimento acelera o metabolismo?

GUILHERME ARTIOLI

Metabolismo refere-se ao conjunto total de reações químicas que ocorrem no organismo de um ser vivo qualquer. No caso dos seres multicelulares, como os humanos, metabolismo engloba reações de todos os tipos de células, além daquelas que ocorrem fora das células, seja no sangue, seja no espaço entre elas.

Manter um organismo complexo como o nosso demanda gasto constante de energia, para a digestão e o processamento dos alimentos, para a síntese de nossas estruturas, para a eliminação de produtos tóxicos do metabolismo ou para a movimentação de nossos músculos. Por esse motivo, quando as reações estão, de uma forma geral, ocorrendo mais rapidamente, diz-se que o metabolismo está acelerado. Isso resulta, como consequência, em maior gasto de energia por tempo – isto é, maior taxa de gasto energético em decorrência de maior taxa metabólica.

O gasto energético total de uma pessoa é definido pela energia utilizada para cumprir toda as funções metabólicas de seu organismo ao longo do dia, somada à energia necessária para gerar trabalho mecânico (movimento e deslocamento de cargas e pesos), mais a energia perdida sob a forma de calor (importante para a manutenção de nossa temperatura). O gasto energético total pode ser medido por diversas técnicas de laboratório, sendo normalmente expresso em calorias por dia (ou kcal/dia).

Um dos componentes do gasto energético total é o efeito térmico dos alimentos, que consiste na energia que o organismo gasta para digerir, processar, armazenar e/ou utilizar os nutrientes que os alimentos fornecem. Em linhas gerais, o efeito térmico dos alimentos representa cerca de 10% do gasto energético total. Logo, é correto afirmar que a ingestão de qualquer alimento acelera o metabolismo. No entanto, o efeito térmico de alimentos ricos em gorduras é consideravelmente menor do que dos alimentos ricos em carboidratos e, sobretudo, dos alimentos ricos em proteínas. Considerando-se tal efeito, pode-se afirmar que alimentos ricos em proteínas tendem a acelerar mais o metabolismo do que alimentos ricos em carboidratos e, sobretudo, alimentos ricos em gorduras.

Além do efeito da ingestão de comida em geral, sabe-se que algumas substâncias específicas podem também aumentar o gasto energético, acelerando o metabolismo. Entre essas substâncias, a cafeína (presente em abundância no café, chá-verde, chá-preto e chá oolong) é de longe a mais bem estudada e caracterizada, embora efeitos similares possam ser observados com substâncias pertencentes à classe das catequinas. Estudos bem controlados vêm sendo realizados há mais de quarenta anos e mostram que o consumo de cafeína ou de bebidas ricas em cafeína resulta em aumento da taxa metabólica, o que parece ser dependente do aumento de cafeína no sangue, e dura cerca de 4 a 8 horas após seu consumo, conforme apontaram Kevin Acheson e sua equipe, em artigo publicado em 1980.

No entanto, estudos mostram de forma unânime que esse aumento é bastante discreto, representando cerca de 8 a 15 kcal por hora. Logo, tal aumento normalmente não ultrapassa a média de 100 kcal/dia, em um cenário otimista. Do ponto de vista clínico, essa "ajuda" é pequena, especialmente se comparada com o efeito que mudanças nos hábitos de vida e de comportamento alimentar têm sobre o equilíbrio energético (é sempre bom lembrar que a perda de peso ocorre quando há déficit de energia, ou seja, quando se gasta mais do que se ingere). Por fim, focar-se em alimentos que aceleram seu metabolismo apenas reforça a tão difundida ideia de que é possível "ser emagrecido" de forma eficiente, e isso não é verdade. O emagrecimento saudável, caso seja necessário, deve focar em mudanças de comportamento, e não na pílula mágica que faz todo o serviço para você.

REFERÊNCIAS

ACHESON, K. J. *et al.* Caffeine and coffee: their influence on metabolic rate and substrate utilization in normal weight and obese individuals. **The American Journal of Clinical Nutrition**, v. 33, n. 5, p. 989-997, maio 1980.

ACHESON, K. J. *et al.* Metabolic effects of caffeine in humans: lipid oxidation or futile cycling? **The American Journal of Clinical Nutrition**, v. 79, n. 1, p. 40-46, jan. 2004.

POEHLMAN, E. T. *et al.* Influence of caffeine on the resting metabolic rate of exercise-trained and inactive subjects. **Medicine & Science in Sports & Exercise**, v. 17, n. 6, p. 689-694, dez. 1985.

RUMPLER, W. *et al.* Oolong tea increases metabolic rate and fat oxidation in men. **Journal of Nutrition**, v. 131, n. 11, p. 2848-2852, nov. 2001.

SWAMINATHAN, R. *et al.* Thermic effect of feeding carbohydrate, fat, protein and mixed meal in lean and obese subjects. **The American Journal of Clinical Nutrition**, v. 42, n. 2, p. 177-181, ago. 1985.

O uso de adoçantes é indicado?

DESIRE COELHO

Os adoçantes ou edulcorantes são compostos que conferem dulçor aos alimentos sem adicionar uma quantidade significativa de calorias. Eles podem ser naturais, quando provêm de alguma planta, ou sintéticos. Dessas categorias, os mais comuns no mercado são:

- adoçantes naturais: estévia, taumatina e polióis (xilitol, maltitol, sorbitol, etc.);
- adoçantes artificiais ou sintéticos: aspartame, sacarina, acessulfame de potássio, ciclamato de sódio e sucralose.

A tendência é sempre acharmos que os produtos mais naturais são os mais saudáveis ou seguros, mas isso não parece ser verdade.

Apesar de inicialmente os adoçantes terem sido indicados para pessoas que deveriam restringir o consumo de açúcares, propagandas começaram a promover a ideia de que eles teriam também um potencial para auxiliar no emagrecimento, uma vez que substituiriam o açúcar, mais calórico. Logo surgiram os produtos lights e diets, cheios de adoçantes, sendo recomendados para o público que queria emagrecer. A adesão foi tão grande que dados dos Estados Unidos, entre 2009 e 2012, reportavam que aproximadamente 25% das crianças e 41% dos adultos consumiam adoçantes diariamente, conforme estudo de Allison Sylvestky e sua equipe, publicado em 2017. Mas, após décadas e décadas de uso dos adoçantes, a pergunta ainda permanece: será mesmo que possuem um efeito positivo sobre a saúde?

Light: produto que possui 25% menos calorias ou redução de 25% dos seguintes nutrientes: açúcar, gordura saturada, gorduras totais, colesterol e sódio – quando comparado com o produto tradicional ou similar.

Diet: produto que não contém um ou mais dos seguintes nutrientes: carboidrato, proteína, gordura ou sódio. Destinado a alimentos para fins especiais, é normalmente confundido com produtos que não possuem açúcar, mas isso nem sempre é verdadeiro.

> **!** Uma questão importante é que em muitos produtos diet ou light os fabricantes acabam aumentando a quantidade de algum outro nutriente para garantir sabor, durabilidade ou textura melhor. No caso dos produtos diet, frequentemente é adicionada mais gordura para melhorar o sabor. Por isso, é um erro achar que todo produto diet é menos calórico ou até mesmo mais saudável.

LIGHT × DIET

DIABETES

Como grande parte do adoçante consumido é eliminado nas fezes em sua forma íntegra, no início acreditava-se que não traria qualquer efeito maléfico para o organismo, desde que consumido dentro dos limites indicados. No entanto, essa teoria começou a ser refutada quando uma interessante pesquisa de Suez e colaboradores, publicada em 2014, demonstrou que ele atua diretamente na nossa microbiota intestinal (bactérias presentes no intestino), podendo levar a uma série de alterações, até mesmo à menor tolerância à glicose (estado anterior ao diabetes).

Não apenas os adoçantes não têm apresentado efeito significativo no controle da glicemia, como um estudo mais recente tem questionado tal efeito e inclusive demonstrado que eles podem piorar a resposta glicêmica aos alimentos na refeição seguinte. No estudo realizado por Tey e colaboradores, publicado em 2017, foram fornecidas aos participantes bebidas adoçadas com diferentes adoçantes ou açúcar e depois analisou-se a resposta da glicemia de cada um na refeição seguinte (a mesma para todos). Após o consumo da bebida com adoçantes, a resposta glicêmica na refeição seguinte foi maior do que quando os participantes tomaram a bebida adoçada com açúcar, praticamente anulando o efeito que teve no momento do consumo da bebida.

Logo, além de os adoçantes não apresentarem um efeito significativo na melhora da tolerância à glicose ou do quadro de diabetes, podem até mesmo ter efeito prejudicial.

PERDA DE PESO E EMAGRECIMENTO

Esse assunto é alvo de muita controvérsia, pois a maioria dos estudos mostra um efeito pequeno ou nulo na perda de peso. Sim, infelizmente, o principal desfecho avaliado nesses casos é a perda de peso corporal, e não o emagrecimento em si. Alguns, porém poucos, mostram um efeito mais pronunciado quando associados a uma dieta restritiva em um programa de emagrecimento.

Um dos estudos, elaborado por Peters e sua equipe, publicado em 2016, mostrou que o maior efeito dos adoçantes teve duração de um ano. Nele, os participantes foram divididos em dois grupos, objetivando a perda de peso: um podia beber bebidas com adoçantes e o outro, apenas água. O grupo que consumiu adoçante perdeu, em média, 6,2 kg; já o grupo que bebeu água perdeu 2,5 kg. Os demais estudos não mostraram efeito tão pronunciado, sendo que uma revisão de outras pesquisas sobre o tema concluiu que o adoçante ajudaria a perder peso, mas somente cerca de 800 g a mais do que o grupo que consumia apenas água ou alguma bebida açucarada, de acordo com Miller e seus colaboradores, em artigo publicado em 2014.

No entanto, a discussão é complexa, pois alguns estudos não apenas não mostram efeito na perda de peso, como também relacionam o consumo regular de adoçantes com o ganho de peso! Isso mesmo, ele teria potencial para o ganho.

Existem algumas hipóteses que estão sendo testadas para justificar essa falta de efeito dos adoçantes, tanto na perda de peso quanto no controle da glicemia:

- As pessoas compensariam as calorias economizadas com o uso de adoçantes comendo uma maior quantidade de alimentos durante o dia.

- O adoçante desregularia a capacidade do corpo de perceber a quantidade de calorias consumidas, podendo induzir a um consumo aumentado em outras refeições.

- A exposição ao adoçante poderia aumentar a vontade de comer doces em outros momentos do dia.

Ainda são necessários mais estudos para que possamos concretamente entender o que acontece com o corpo ao consumir adoçantes e contextualizar bem o consumo de cada pessoa – daquela que consome pontual e esporadicamente àquela que consome diariamente e até várias vezes ao dia. Mas uma coisa é fato: ao contrário do que se acreditava inicialmente, os adoçantes não são tão inofensivos quanto se pensava, por isso muita cautela ao consumi-los.

REFERÊNCIAS

FOWLER, S. P. G. Low-calorie sweetener use and energy balance: results from experimental studies in animals, and large-scale prospective studies in humans. **Physiology & Behavior**, v. 164, pt. B, p. 517-523, 1 out. 2016.

GLENDINNING, J. I. Do low-calorie sweeteners promote weight gain in rodents? **Physiology & Behavior**, v. 164, pt. B, p. 509-513, 1 out. 2016.

GLENDINNING, J. I. Oral post-oral actions of low-calorie sweeteners: a tale of contradictions and controversies. **Obesity**, Silver Spring, v. 26, p. S9-S17, out. 2018. Supl. 3

MILLER, P. E.; PEREZ, V. Low-calorie sweeteners and body weight and composition: a meta-analysis of randomized controlled trials and prospective cohort studies. **The American Journal of Clinical Nutrition**, v. 100, n. 3, p. 765-777, 14 set. 2014.

PETERS, J. C. et al. The effects of water and non-nutritive sweetened beverages on weight loss during a 12-week weight loss treatment program. **Obesity**, Silver Spring, v. 22, n. 6, p. 1415-1421, jun. 2014.

PETERS, J. C. *et al*. The effects of water and non-nutritive sweetened beverages on weight loss and weight maintenance: a randomized clinical trial. **Obesity**, Silver Spring, v. 24, n. 2, p. 297-304, fev. 2016.

PROVENCHER, V.; POLIVY, J., HERMAN, C. P. Perceived healthiness of food. If it's healthy, you can eat more! **Appetite 52**, v. 52, n. 2, p. 340-344, abr. 2009.

ROGERS, P. J. The role of low-calorie sweeteners in the prevention and management of overweight and obesity: evidence v. conjecture. **Proceedings of Nutrition Society**, v. 77, n. 3, p. 230-238, ago. 2018.

SUEZ, J. *et al*. Artificial sweeteners induce glucose intolerance by altering the gut microbiota. **Nature**, p. 181-186, 2014.

SYLVETSKY, A. C. Metabolic effects of low-calorie sweeteners: a brief review. **Obesity**, Silver Spring, v. 26, p. S25-S31, out. 2018. Supl. 3.

SYLVETSKY, A. C. *et al*. Consumption of low-calorie sweeteners among children and adults in the United States. **Journal of the Academy of Nutrition and Dietetics**, v. 117, n. 3, p. 441-448, mar. 2017.

TEY, S. L. *et al*. Effects of aspartame-, monk fruit-, stevia-, and sucrose-sweetened beverages on postprandial glucose, insulin and energy intake. **International Journal of Obesity**, v. 41, n. 3, p. 450-457, mar. 2017.

Devo cozinhar com qual tipo de gordura?

FABIANA BENATTI

Óleos vegetais, azeite de oliva, margarina e manteiga – esses são os tipos de gordura mais utilizados na culinária do dia a dia. Qual dessas opções seria a mais saudável?

Primeiramente, precisamos entender as diferenças entre elas. O azeite de oliva é majoritariamente composto por ácidos graxos monoinsaturados (aproximadamente 75%) e polifenóis, os quais têm propriedades antioxidantes e anti-inflamatórias, sendo capazes de auxiliar na diminuição do "colesterol ruim" (LDL), da formação de placas de ateroma e, até mesmo, do risco de doenças neurodegenerativas, sendo, portanto, amplamente conhecido como uma gordura benéfica à saúde. A banha de porco e a manteiga são gorduras compostas majoritariamente (40% a 60%) por ácidos graxos saturados, os quais estão comumente associados ao aumento do "colesterol ruim", mas também por ácidos graxos monoinsaturados (35% a 40%). Já as margarinas e os óleos vegetais são majoritariamente compostos por ácidos graxos poli-insaturados (cerca de 50%), que, a depender do tipo, podem possuir efeitos neutros ou benéficos nos níveis de colesterol do organismo. Também os compõem os ácidos graxos saturados (20% a 25%) e monoinsaturados (20% a 35%).

É interessante notarmos que, até a década de 1960, a banha de porco era o principal tipo de gordura utilizado para cozinhar. A manteiga, aquele utilizado no pão de cada dia. Já o azeite de oliva, primariamente utilizado como óleo de adição; isto é, como tempero de saladas ou adicionado em outras preparações. Óleos vegetais e margarina começaram a ser comercializados pela indústria apenas a partir da década de 1970; ou seja, eles fazem parte da dieta humana há menos de cinquenta anos.

Essa grande mudança se deu basicamente por uma série de estudos científicos nos Estados Unidos realizados na década de 1970, que levaram à recomendação de que a gordura saturada deveria ser evitada ao máximo. Assim, a banha de porco deu lugar aos óleos vegetais; e a manteiga, à margarina. O único que se salvou foi o azeite de oliva, desde sempre considerado benéfico à saúde.

A primeira ressalva a se fazer em relação a essa recomendação é a de que a literatura quanto aos supostos efeitos maléficos da gordura saturada à saúde é extremamente contraditória. De fato, estudos mostram que substituir gordura saturada por gorduras poli-insaturadas na dieta leva à redução do "colesterol ruim", o que, teoricamente, levaria à redução do risco cardiovascular. Contudo, o consumo de gordura saturada induz ao aumento de um tipo específico de colesterol ruim que não necessariamente aumenta o risco de aterosclerose e, portanto, de doenças cardiovasculares. Além disso, o consumo de gordura saturada também leva ao aumento do "colesterol bom" (HDL). Talvez seja por isso que a literatura sobre esse tipo de substituição seja tão inconclusiva. Ou seja, embora alguns estudos demonstrem que a substituição de gordura saturada por poli-insaturada está associada ao menor risco de doenças cardiovasculares, outros tantos (em mesmo número) não mostram nenhuma associação.

Então, com qual tipo de gordura devo cozinhar?

Considerando que o único tipo de gordura incontestavelmente associado à melhora da saúde é o azeite de oliva, a recomendação geral seria a de se utilizar principalmente esse tipo de gordura nas preparações culinárias. Como o azeite de oliva possui menor ponto de fumaça (ponto em que a gordura perde suas propriedades em função do seu aquecimento excessivo) do que os óleos vegetais e a banha de porco, ele comumente não é recomendado para frituras. Contudo, artigos recentes têm demonstrado que o azeite de oliva é mais resistente à oxidação e à perda de propriedades do que os óleos vegetais durante frituras em condições domésticas (quando a máxima temperatura atingida é de 170 °C). Dessa forma, o azeite pode e deve ser preferencialmente utilizado não apenas como gordura de adição, mas também em refogas e frituras domésticas, desde que não ultrapassem 170 °C. Cabe ressaltar, no entanto, que existe a alegação de que frituras feitas nessa temperatura não deixam os alimentos crocantes o suficiente. Assim, se o objetivo for realizar frituras em temperaturas mais elevadas, recomenda-se a utilização de óleos vegetais e, mais eventualmente, a banha de porco.

É sempre bom lembrar que, no caso das frituras, a palavra de ordem certamente é moderação, uma vez que essas preparações são muito mais calóricas do que aquelas que utilizam apenas a refoga. Isso porque sabemos que o excesso de peso e gordura corporais podem ser muito mais danosos à saúde geral e do coração do que o simples consumo de gordura saturada por si só.

E no caso da manteiga e da margarina? Considerando a controvérsia que envolve o consumo de gordura saturada e o fato de que a manteiga é um alimento muitos menos processado do que a margarina, a recomendação seria a de se utilizar a manteiga no pãozinho de cada dia e para alguma eventual refoga, quando ela combinar mais com a preparação do que o azeite. Lembremo-nos, ainda, de que a manteiga contém quantidade importante de ácidos graxos monoinsaturados, benéficos à saúde. No entanto, mais uma vez, a palavra de ordem é, como sempre, moderação.

REFERÊNCIAS

ASTRUP, A. *et al.* The role of reducing intakes of saturated fat in the prevention of cardiovascular disease: where does the evidence stand in 2010? **The American Journal of Clinical Nutrition**, v. 93, n. 4, p. 684-688, abr. 2011.

BIER, D. M. Saturated fat and cardiovascular disease: interpretations not as simple as they once were. **Critical Reviews in Food Sciences and Nutrition**, v. 56, n. 12, p. 1943-1946, mar. 2015.

BUCKLAND, G; GONZALEZ, C. A. The role of olive oil in disease prevention: a focus on the recent epidemiological evidence from cohort studies and dietary intervention trials. **British Journal of Nutrition**, v. 113, p. S94-101, abr. 2015. Supl. 2.

CASAL, S. *et al.* Olive oil stability under deep-frying conditions. **Food and Chemical Toxicology**, v. 48, n. 10, p. 2972-2979, out. 2010.

CHOWDHURY, R. *et al.* Association of dietary, circulating, and supplement fatty acids with coronary risk: A systematic review and meta-analysis. **Annals of Internal Medicine**, v. 160, n. 6, p. 398-406, 18 mar. 2014.

FONSECA, H.; GUTIERREZ, L. E. Composição em ácidos graxos de óleos vegetais e gorduras animais. **Anais da Escola Superior de Agricultura Luiz de Queiroz** [on-line], v. 31, p. 485-490, 1974.

HARCOMBE, Z.; BAKER, J. S.; DAVIES, B. Evidence from prospective cohort studies does not support current dietary fat guidelines: a systematic review and meta-analysis. **British Journal of Sports Medicine**, v. 51, p. 1743-1749, 2017.

HARCOMBE, Z. *et al.* Evidence from randomised controlled trials does not support current dietary fat guidelines: a systematic review and meta-analysis. **Open Heart**, v. 3, n. 2, p. e000409, 8 ago. 2016.

KEYS, A. Coronary heart disease in seven countries. **Circulation**, v. 41, p. I 186-195, abr. 1970. Supl. 4.

Alimentos integrais
são mais saudáveis?

FABIANA BENATTI

Quando falamos de alimentos integrais, é comum nos referir-mos àqueles prioritariamente compostos por grãos e cereais integrais, como pães, bolachas, biscoitos, massas e arroz, entre outros. Os alimentos integrais são aqueles não processados ou pouco processados, que apresentam o mesmo conteúdo nutricional do que quando encontrados na natureza.

Sabemos que grande parte das vitaminas, como complexo B e vitamina E, dos minerais, como magnésio, ferro e zinco, e das fibras alimentares está contida no farelo, no germe e na casca de grãos e cereais, sendo removida durante o processamento industrial, conhecido como refinamento. Assim, nos grãos e cereais refinados sobra apenas o que se chama de endosperma, que é a parte do grão que contém carboidratos, proteínas e calorias. Na maioria dos países desenvolvidos e no Brasil, diversas vitaminas e minerais são adicionados à farinha branca, a fim de minimizar as perdas do refinamento. Contudo, isso não ocorre em diversos países subdesenvolvidos. Além disso, a perda das fibras alimentares não é remediada.

A grande maioria dos estudos epidemiológicos demonstra que quanto maior o consumo de grãos e cereais integrais, menor o risco de desenvolvimento de doenças crônicas, como diabetes do tipo 2, câncer do intestino e doenças cardiovasculares, e de mortalidade por todas as causas. Tais dados sugerem fortemente que o consumo de alimentos integrais é, sim, benéfico à saúde de modo geral.

Cabe ressaltar que esses estudos não são capazes de estabelecer uma relação de causa e efeito e apresentam limitações importantes, como incapacidade de controlar totalmente fatores de confusão que podem interferir diretamente nesses desfechos de saúde, como prática de atividade física e consumo de outros alimentos, como frutas e verduras, por exemplo (ver "Por que existem tantas controvérsias no mundo da nutrição?", para maiores esclarecimentos). Contudo, nesse caso, há ótimas evidências quanto ao porquê desses alimentos serem capazes de exercer efeitos benéficos à saúde.

Um dos prováveis mecanismos responsáveis por essa relação benéfica seria o maior teor de fibras alimentares encontrado nos alimentos integrais. As fibras parecem ser capazes de diminuir a absorção de colesterol e de açúcares no intestino, levando à melhora do metabolismo de lipídios (gorduras) e de glicose no sangue, ambos importantes fatores de risco cardiovascular. Além disso, a fermentação dessas fibras por bactérias que moram no intestino leva à produção de ácidos graxos de cadeia curta, os quais inibem a produção de colesterol pelo fígado. De fato, estudos demonstram melhores níveis de colesterol e do metabolismo de açúcar em sujeitos que consomem mais grãos e cereais integrais, quando comparados àqueles que consomem maior quantidade de grãos e cereais refinados.

As fibras alimentares também parecem funcionar como prebióticos, ou seja, como alimento para bactérias benéficas que moram no nosso intestino. A maior quantidade dessas bactérias também está associada ao menor risco de desenvolvimento de doenças crônicas por mecanismos ainda não muito bem conhecidos.

Ademais, a fibra alimentar é capaz de remover mecanicamente células danificadas do trato digestivo, aumentar o bolo fecal e diminuir o tempo de trânsito dos alimentos pelo trato digestivo, fatores os quais poderiam explicar a associação do consumo de alimentos integrais com o menor risco de desenvolvimento de câncer do intestino.

Dessa forma, pode-se dizer, sim, que alimentos integrais são mais saudáveis quando comparados às suas versões refinadas. Contudo, é importantíssimo que uma ressalva seja feita em relação aos alimentos industrializados que utilizam grãos e cereais integrais em sua composição. A grande maioria desses alimentos entra na categoria de ultraprocessados (ver mais detalhes em "O que é comer saudável?"). Isso quer dizer que, além dos grãos e cereais integrais benéficos à saúde, muitos desses alimentos contêm pouco ou nenhum alimento inteiro e muitos aditivos, como corantes e conservantes, além de açúcares, sal e gordura. Dessa forma, é sempre importante verificar quais são os ingredientes descritos no rótulo dos alimentos, mesmo daqueles que estampam o nome "integral", com uma ilustração que remete à saúde.

Muitas pessoas já estão habituadas a ler as informações nutricionais dos rótulos, que nos informam sobre a quantidade de calorias, macronutrientes (gordura, carboidrato e proteína), micronutrientes (sódio, cálcio, etc.) e fibras. Mas, embora essas informações sejam relevantes, elas não determinam necessariamente a saudabilidade de um alimento; isso é determinado pelos ingredientes contidos nele. Aí está a chave para saber se um alimento é ou não um processado ou ultraprocessado, se um alimento é saudável ou não.

Os ingredientes ficam normalmente – mas nem sempre – logo abaixo das informações nutricionais e com letras pequeninas. A quantidade de cada ingrediente contida no alimento vem descrita em ordem decrescente, ou seja, o primeiro ingrediente descrito é aquele em maior quantidade; o segundo ingrediente, na segunda maior quantidade; e assim por diante, até que o último ingrediente descrito seja aquele em menor quantidade relativa no alimento.

O QUE DEVO LER NO RÓTULO DOS ALIMENTOS INDUSTRIALIZADOS?

Vejamos o exemplo de uma barra de cereal de banana encontrada em supermercados:

Tabela 1. Barra de cereal de banana

Informações nutricionais - Quantidade por 25 g	
Valor energético	88 Kcal
Carboidratos	20,4 g
Proteínas	1,2 g
Gorduras totais	0 g
Gorduras saturadas	0 g
Gorduras trans	0 g
Fibra alimentar	0 g
Cálcio	0 g
Sódio	10 mg

Ingredientes: cereais (47%), aveia e flocos de cereais (farinha de arroz e de milho, açúcar maltodextrina, extrato de malte e sal), xarope de glicose, mel (3%), açúcar invertido, maltodextrina, extrato de malte, polidextrose, corante caramelo INS 150d e betacaroteno INS 260ai e aromatizante.

Veja quantos aditivos (esses com nomes difíceis) estão contidos em uma barrinha de cereal que é vendida como um alimento integral e "fit". Por isso é tão importante ler os ingredientes dos rótulos! Muitas vezes compramos "gato por lebre", enganados por uma indústria que gosta muito de vender alimentos ultraprocessados, chamando-os de saudáveis. Nem todo alimento integral é saudável. Uma bananinha, que é um alimento industrializado, por exemplo, e que contém apenas a banana como ingrediente, é um alimento muito mais saudável, além de ser também "fit" para quem gosta.

Assim, é recomendável que, na maioria das vezes, a preferência seja dada aos alimentos integrais não ultraprocessados, de modo a auxiliar na manutenção de um estilo de vida mais saudável. Mas isso não quer dizer que você sempre tenha que escolher as versões integrais em detrimento das refinadas, ou que você nunca possa comer um alimento integral ultraprocessado. O que determina a saúde como um todo são as escolhas diárias e constantes.

REFERÊNCIAS

AUNE, D. *et al.* Whole grain consumption and risk of cardiovascular disease, cancer, and all cause and cause specific mortality: systematic review and dose-response meta-analysis of prospective studies. **The British Medical Journal**, v. 353, p. i 2716, 14 jun. 2016.

BENISI-KOHANSAL, S. *et al.* Whole-grain intake and mortality from all causes, cardiovascular disease, and cancer: a systematic review and dose-response meta-analysis of prospective cohort studies. **Advances in Nutrition**, v. 7, n. 6, p.1052-1065, 15 nov. 2016.

ESMAILLZADEH, A.; MIRMIRAN, P.; AZIZI, F. Whole-grain consumption and the metabolic syndrome: a favorable association in Tehranian adults. **European Journal of Clinical Nutrition**, v. 59, n. 3, p. 353-362, 2005.

HOLLÆNDER, P. L.; ROSS, A. B., KRISTENSEN, M. Whole-grain and blood lipid changes in apparently healthy adults: a systematic review and meta-analysis of randomized controlled studies. **The American Journal of Clinical Nutrition**, v. 102, n. 3, p. 556-572, set. 2015.

Comer carboidratos
à noite engorda?

GUILHERME ARTIOLI

Entre os muitos mitos que cercam a nutrição, "comer carboidratos à noite engorda" é certamente um dos mais antigos e difundidos. E, sim, isso não passa de um mito.

O raciocínio lógico que o sustenta é bastante simples e, talvez por esse motivo, bastante convincente. Vejamos: o jantar é a refeição que precede o sono e, portanto, logo após o jantar, iniciamos um período de repouso que pode durar cerca de 8 a 12 horas (contando o tempo que se passa no sofá assistindo a séries na tevê e o sono propriamente dito). Se o jantar (ou eventuais outras refeições após o jantar) for rico em carboidratos, esses não serão queimados, pois estaremos em repouso. Carboidratos que não são queimados entram dentro das células de gordura (chamadas de adipócitos) e lá são convertidos em lipídios e armazenados. Logo, o carboidrato ingerido à noite é convertido em gordura, que se armazena nos depósitos de gordura de nosso corpo, aumentando o tamanho das nossas "gordurinhas".

No entanto, ainda que seja apelativo e faça sentido, esse raciocínio tem inúmeras falhas, pois se baseia em premissas falsas. Vamos aos detalhes:

O mito assume que o processo engordar-emagrecer é "instantâneo", pois bastaria comer e ficar em repouso para engordar. Essa premissa é falsa, porque desconsidera o contexto "macro" e os hábitos de vida da pessoa. Desconsidera também que engordar-emagrecer é resultado do equilíbrio calórico em longo prazo. Você acha mesmo que uma pessoa que treina, mantém-se ativa boa parte do dia, gasta em média 3.000 calorias e faz dieta restritiva de 1.500 calorias (déficit diário de 1.500 calorias) vai realmente engordar se ingerir carboidratos à noite? Certamente, não! Da mesma forma, você acha que uma pessoa que se mantém sedentária, gasta 2.000 calorias por dia e ingere 4.000 calorias por dia (superávit de 2.000 calorias por dia) vai deixar de engordar se não comer após as 18h? Certamente, não!

O mito também assume que alimentos ricos em carboidratos, como pães, massas e batata, por exemplo, são estocados sob a forma de gordura (por isso engordam), ao passo que alimentos pobres em carboidratos não teriam o mesmo efeito e, portanto, não engordariam. Essa premissa não faz sentido (por que apenas o carboidrato seria estocado sob a forma de gordura e a própria gordura não?) e não está de acordo com estudos publicados por Michael Dansinger, em 2005, e por Frank Sacks, em 2009, com suas respectivas equipes, que mostraram não haver diferenças no ganho de peso, ganho de gordura ou gasto energético de pessoas que fazem dietas ricas ou pobres em carboidratos.

O mito, por fim, também ignora os resultados de um estudo de Sigal Sofer e seus colaboradores, publicado em 2011, concebido para testar justamente a hipótese de que a distribuição dos carboidratos poderia afetar o processo de engordar-emagrecer. Essa investigação testou dois tipos diferentes de dietas restritivas e hipocalóricas (1.300-1.500 calorias por dia): uma em que os carboidratos eram ingeridos ao longo do dia e outra em que os carboidratos eram ingeridos predominantemente à noite. Os resultados mostraram que ambas as dietas levaram à perda de aproximadamente 10 kg após 6 meses de dieta – o que já era esperado, pois dietas muito baixas em calorias geram déficit calórico elevado e, portanto, resultam na perda de grandes quantidades de peso corporal. Mais do que isso, a perda de peso e de gordura corporal foi bastante similar entre os grupos que comiam carboidratos à noite ou ao longo do dia, o que contradiz o mito de que carboidratos à noite engordam.

O fato é que o momento da ingestão dos alimentos e a composição de macronutrientes dos alimentos (quantidade de carboidratos, lipídios e proteínas) são muito menos importantes para o processo engordar-emagrecer do que o total de calorias ingeridas e gastas em longo prazo. Por esse motivo, em vez de se ater a detalhes irrelevantes como "não comer carboidratos depois das 18h", seria muito mais eficiente observar e modificar hábitos de vida (incluindo alimentação, prática de atividades físicas no cotidiano e prática de exercícios sistematizados) que estejam contribuindo para o excesso de consumo calórico e para a prática insuficiente de atividades físicas e de exercício.

Estudos recentes indicam que dietas ricas em alimentos com alta densidade energética (isto é, muitas calorias por peso ou volume do alimento) e repletos de cores, texturas e sabores (alimentos hiperpalatáveis) favorecem o consumo exagerado de calorias, aumentando as chances de um superávit calórico (ou seja, de engordar). Por isso, tem sido recomendada atualmente a redução do consumo de alimentos processados e ultraprocessados, uma vez que são desenvolvidos para apresentar essas características que os tornam hiperpalatáveis. Essa redução deve ser acompanhada pelo aumento do consumo de alimentos *in natura* ou minimamente processados, cuja densidade calórica é geralmente menor e não costumam ser hiperpalatáveis.

REFERÊNCIAS

DANSINGER, M. L. *et al.* Comparison of the atkins, ornish, weight watchers, and zone diets for weight loss and heart disease risk reduction: a randomized trial. **Journal of the American Medical Association**, v. 293, n. 1. p. 43-53, 2005.

HALL, K. D. *et al.* Energy expenditure and body composition changes after an isocaloric ketogenic diet in overweight and obese men. **The American Journal of Clinical Nutrition**, v. 104, n. 2, p. 324-333, ago. 2016.

HALL, K. D.; GUO, J. Obesity energetics: body weight regulation and the effects of diet composition. **Gastroenterology**, v. 152, n. 7, p. 1718-1727, maio 2017.

HALL, K. D. *et al.* Ultra-processed diets cause excess calorie intake and weight gain: an inpatient randomized controlled trial of ad libitum food intake. **Cell Metabolism**, v. 30, n. 1, p. 67-77, 2 jul. 2019.

SACKS, F. M. *et al.* Comparison of weight-loss diets with different compositions of fat, protein, and carbohydrates. **The New England Journal of Medicine**, v. 360, n. 9, p. 859-873, 26 fev. 2009.

SOFER, S. *et al.* Greater weight loss and hormonal changes after 6 months diet with carbohydrates eaten mostly at dinner. **Obesity**, Silver Spring, v. 19, n. 10, p. 2006-2014, out. 2011.

Açúcar faz mal?

DESIRE COELHO E GUILHERME ARTIOLI

As pessoas parecem estar cada vez mais preocupadas em controlar o que estão comendo, ao mesmo tempo em que têm evitado ou restringido cada vez mais o consumo de alguns nutrientes, como o açúcar. Não por menos, ele tem estado no centro das atenções sobre alimentação e saúde. Apesar de ser um ingrediente quase essencial em nossa culinária, além de amplamente utilizado pela indústria alimentícia, o açúcar tem sido apontado como um dos maiores inimigos da alimentação saudável. A seguir, discutiremos um pouco sobre os efeitos do consumo de açúcar sobre a saúde humana, quem realmente deve restringi-lo, quais são as recomendações gerais, além de como as pessoas podem identificar a presença de açúcares nos alimentos.

O QUE SÃO AÇÚCARES?

O termo "açúcares" refere-se genericamente a moléculas de carboidratos classificadas como monossacarídeos e dissacarídeos. Existe uma grande variedade de açúcares presentes em nossa dieta, sendo que a sacarose, a glicose e a frutose são os tipos mais consumidos. Diferentes tipos de açúcar possuem diferentes capacidades de adoçar os alimentos. Embora muitas pessoas achem que apenas alimentos doces contêm açúcar, isso nem sempre é verdade. Alguns alimentos salgados industrializados, tais como pães e torradas integrais, podem conter até três tipos diferentes de açúcar em sua composição! Embora a presença de açúcares nesses alimentos não seja necessária, a indústria opta por adicioná-los para melhorar o sabor, a textura e a durabilidade dos seus produtos. A variedade de açúcares disponíveis é grande, cada qual empregado com uma finalidade diferente, a depender do tipo de efeito desejado. Já que muitos desses açúcares têm nomes que as pessoas normalmente não reconhecem, iremos descrevê-los na tabela a seguir para ajudar as pessoas a identificá-los quando forem ler os ingredientes listados nos rótulos de alimentos.

Quadro 1. Tipos de açúcar presentes nos alimentos

Clássicos	Outros tipos	
Açúcar refinado	Açúcar invertido	Maltodextrina
Açúcar cristal	Dextrose	Maltose
Açúcar de confeiteiro	Sacarose	Malte
Açúcar demerara	Frutose	Extrato de malte
Açúcar mascavo	Glicose ou glucose	Melaço
Açúcar de coco	Glicose de milho (HFCS)	Xarope de milho
Açúcar de maçã	Agave	Xarope de glicose
Açúcar light	Lactose	Xarope de malte
Mel	Néctares	Xarope de arroz

É preciso estar atento a essa lista, pois existem alguns produtos no mercado que, mesmo contendo maltodextrina, um tipo de açúcar retirado do milho, exibem, em suas embalagens, avisos de que o produto é sem açúcar. Sim, é um absurdo. No entanto, é permitido por nossa legislação. Até a lei mudar, precisamos ficar atentos. Por isso, leia a lista de ingredientes!

O CONSUMO DE AÇÚCAR CAUSA OBESIDADE?

Para responder a essa pergunta, bem como às demais a seguir, é preciso, antes de mais nada, esclarecer que o consumo de açúcar ocorre, na imensa maioria das vezes, por meio da ingestão de alimentos que contêm açúcar. Assim, o açúcar não deve ser entendido como um alimento em si, mas sim como um ingrediente utilizado na elaboração de diversos alimentos. Exemplificando, o consumo de açúcar ocorre quando você o adiciona ao seu café (denominado "açúcar de adição"), quando come aquele bolo caseiro cuja receita vai açúcar ou quando come um produto industrializado que contém açúcar em sua composição (por vezes denominado "açúcar invisível").

Entendido isso, podemos afirmar que há muita evidência de que o consumo de alimentos ricos em açúcar está associado positivamente com a obesidade. Em outras palavras, quanto maior for o consumo de açúcar via alimentar, maior a probabilidade de a pessoa ser obesa. No entanto, isso não quer dizer, necessariamente, que o açúcar *causa* obesidade. Uma das explicações mais aceitas atualmente para essa associação é que os alimentos ricos em açúcar são, em sua maioria, muito saborosos e hiperpalatáveis. Daqueles que... "é impossível comer um só", sabe? Pois a inclusão desse tipo de alimento na dieta leva a um consumo calórico elevado, que, sendo mantido por longos períodos, pode levar ao ganho de peso e à obesidade. Portanto, o consumo *excessivo* de alimentos ricos em açúcar é, sem dúvida, um fator que predispõe à obesidade, muito embora o açúcar em si não seja o causador direto da obesidade.

O CONSUMO DE AÇÚCAR CAUSA DIABETES?

Uma das maiores preocupações com o consumo de açúcar e seus efeitos nocivos à saúde estaria em seu suposto efeito causador de diabetes, sobretudo o diabetes tipo II, aquele em que os efeitos da insulina estão reduzidos. Por esse motivo, diversos estudos foram feitos avaliando os efeitos do consumo de açúcar sobre a sensibilidade à insulina, ou a associação entre o consumo de açúcar e a sensibilidade à insulina. Cabe esclarecer que a redução na sensibilidade à insulina é entendida como um estágio anterior ao diabetes do tipo II, além de ser um processo central da etiologia dessa doença.

Nesse sentido, embora alguns estudos tenham mostrado que o consumo de açúcar possa piorar a sensibilidade à insulina, várias outras investigações não conseguiram confirmar esse efeito. Portanto, não é possível afirmar ou refutar, com base em evidências científicas atuais, que o consumo de açúcar seja causa direta de diabetes. No entanto, sabendo que o consumo excessivo de açúcar aumenta o risco de obesidade, e que a redução da sensibilidade à insulina e o diabetes são comorbidades que frequentemente resultam da obesidade, sobretudo nos valores mais altos de IMC, pode-se dizer que a relação entre consumo excessivo de açúcar e diabetes é indireta, mediada pela obesidade. Enquanto não temos evidências suficientes para confirmar ou refutar a hipótese de que o açúcar causa diretamente obesidade, sabemos o suficiente para afirmar que o consumo *excessivo* de açúcar, por aumentar o risco de obesidade, pode, por conseguinte, aumentar o risco de diabetes.

O CONSUMO DE AÇÚCAR REDUZ A EXPECTATIVA DE VIDA?

Ainda que seu papel causador de redução da sensibilidade à insulina e desenvolvimento de diabetes não esteja claro, há fortes evidências indicando que o consumo de açúcar está associado com maior mortalidade e maior incidência de doenças cardiovasculares. A relação causal entre açúcar, doenças cardiovasculares e mortalidade ainda não está bem estabelecida, embora especule-se que esse efeito esteja associado com obesidade, piora no perfil lipídico sanguíneo (ex.: aumento do colesterol ruim), inflamação crônica e com o próprio diabetes (que sabidamente é importante fator de risco para doenças cardiovasculares).

O QUE EXATAMENTE É *UM* CONSUMO "EXCESSIVO" DE AÇÚCAR?

Você deve ter percebido que os riscos do açúcar que aqui nos referimos são, na verdade, riscos do consumo **excessivo** desse nutriente. Contudo, esse consumo excessivo deve ser sustentado em longo prazo. No entanto, não se sabe exatamente quanto açúcar é "excessivo" ou quanto tempo pode ser considerado "longo prazo". Ainda que não seja possível determinar com exatidão quanto ou por quanto tempo o açúcar passa a ser potencialmente prejudicial, os riscos associados ao consumo de açúcar são, em geral, cada vez maiores para quanto mais se consome. Portanto, uma recomendação clara e de fácil entendimento é: quanto mais você conseguir reduzir, melhor. Uma segunda recomendação seria: torne essa redução um hábito para toda sua vida.

Todavia, é importante atentar-se para o fato de que o excesso de zelo e preocupação com uma alimentação saudável, bem como a restrição radical de alimentos, também tem seus riscos e efeitos prejudiciais, tais como aumento de risco para desenvolvimento de transtornos alimentares.

Em termos práticos, apesar de haver divergências na literatura científica, uma recomendação que vale a pena tentar seguir seria consumir menos de 10% do total de calorias diárias na forma de açúcar, já que valores acima disso associam-se com um aumento de risco, conforme apontam estudos de Yang e seus colaboradores. Para uma dieta de 2.000 calorias, isso equivaleria a 50 g de açúcar por dia, no máximo. Já a American Heart Association recomenda um consumo máximo de cerca de 35 g/dia para homens e 25 g/dia para mulheres. Para se ter uma ideia do quanto isso significa, uma lata de refrigerante contém cerca de 35 g de açúcar. Evitar o consumo de bebidas açucaradas, por sinal, é uma boa forma de reduzir o consumo, assim como treinar seu paladar para reduzir aos poucos a quantidade de açúcar de adição (como aquele do café). Evitar o consumo de alimentos ultraprocessados e optar por doces feitos a partir de frutas também pode ajudar a reduzir o consumo de açúcar.

Outra dica valiosa é consumir doces junto à prática de exercícios físicos ou após as refeições. Vamos aos detalhes.

O PAPEL DA ATIVIDADE FÍSICA NO CONTROLE DA GLICOSE

A atividade física regular traz inúmeros benefícios para a saúde e um deles é que ela melhora a sensibilidade à insulina e, consequentemente, a tolerância à glicose. Ela faz isso por diversos mecanismos, entre os quais destacamos a captação de glicose pelo próprio tecido muscular, sem a necessidade de insulina, e a melhora da sensibilidade à insulina nos músculos e outros tecidos periféricos.

Há evidências mostrando que até mesmo uma única sessão de exercícios é capaz de aumentar, por exemplo, a captação de glicose por até 48 horas, segundo um estudo de Kari Mikines e sua equipe, publicado em 1988. Além disso, o treinamento físico, ou seja, a prática regular de exercícios, faz com que outras adaptações ocorram, melhorando ainda mais a sensibilidade a insulina, como atestam os estudos de Bird e sua equipe de pesquisadores. Isso é importante, já que quanto maior essa sensibilidade, menos insulina o pâncreas precisa liberar para controlar as concentrações de glicose no sangue. Desse modo, quando comemos um alimento rico em açúcar, o corpo está mais bem preparado para isso.

Pensando nessas adaptações e na capacidade do músculo em retirar a glicose do sangue, um horário bom para comer doce é após a sessão de exercícios. Lembre-se de que isso não tem nada a ver com gasto calórico: por exemplo, isso não significa que se gasto 300 calorias em um treino, então posso comer 300 calorias... mas está relacionado com a resposta do nosso tecido muscular. Sendo assim, nos dias em que você incluir um docinho na sua alimentação, mexa-se!

A ORDEM DOS ALIMENTOS NA REFEIÇÃO

Outra possibilidade bem interessante foi demonstrada por um estudo de Alpana Shukla e seus colaboradores, publicado em 2018, com participantes que tinham diabetes controlado. A pesquisa foi composta por três testes, em dias distintos, nos quais os participantes comiam os mesmos alimentos (pão branco, frango, salada e suco de laranja), nas mesmas quantidades, alternando apenas a ordem que cada alimento era consumido:

- **Teste A – Alimentos fonte de carboidratos primeiro:** nesse dia, os participantes consumiam primeiro o pão puro e o suco e, depois de 10 minutos, comiam o frango e a salada.

- **Teste B – Alimentos fonte de carboidratos no final:** comiam primeiro o filé de frango com vegetais e, depois de 10 minutos, o pão com o suco de laranja.

- **Teste C – Tudo junto:** comiam o sanduíche, pão com frango e salada, com o suco de laranja, tudo ao mesmo tempo.

O resultado observado foi muito interessante! Quando os participantes consumiam primeiro o frango com vegetais e depois o pão com suco, o pico de glicose no sangue após a refeição foi 53,8% e o de insulina 24,8% menor, isso quando comparado à refeição em que comiam os alimentos que eram fontes de carboidratos primeiro.

Esse dado é muito animador, pois mostra que uma atitude simples já pode ajudar, e muito, no controle da glicemia, sem privar a pessoa de comer o que gosta. Voltando aos doces, podemos pensar que comer primeiro uma refeição rica em vegetais e uma carne, e depois a sobremesa, tenha resultado similar e pode ser uma estratégia muito interessante para não precisar se privar de algo de que tanto gosta. Isso é ainda mais importante se lembrarmos que os resultados na saúde dependem de aderirmos essa conduta no longo prazo. Sendo assim, você acha mais fácil cortar o doce do seu cardápio ou organizar sua alimentação para saboreá-lo?

Se você é uma pessoa que gosta de doces e quer inclui-los na sua alimentação, ficam aqui duas sugestões de como fazer isso, respeitando seu corpo e suas vontades!

REFERÊNCIAS

AMERICAN HEART ASSOCIATION. **Added sugars**. Disponível em: https://www.heart.org/en/healthy-living/healthy-eating/eat-smart/sugar/added-sugars. Acesso em: 2 abr. 2020.

BANTLE, J. P.; LAINE, D. C.; THOMAS, J. W. Metabolic effects of dietary fructose and sucrose in types I and II diabetic subjects. **Journal of the American Medical Assocation**, v. 256, n. 23, p. 3241-3246, 19 dez. 1986.

BIRD, S. R.; HAWLEY, J. A. Update on the effects of physical activity on insulin sensitivity in humans. **BMJ Open Sport & Exercise Medicine**, v. 2, n. 1, p. e000143, 1 mar. 2017.

BYRNES, A. E.; FROST, G. S. Increased sucrose intake is not associated with a change in glucose or insulin sensitivity in people with type 2 diabetes. **International Journal of Food Sciences and Nutrition**, v. 58, n. 8, p. 644-651, 2007.

LAVILLE, M.; NAZARE, J. A. Diabetes, insulin resistance and sugars. **Obesity Review**, v. 10, p. 24-33, mar. 2009. Supl. 1.

MIKINES, K. J. *et al*. Effect of physical exercise on sensitivity and responsiveness to insulin in humans. **American Journal of Physiology**, v. 254, n. 3, pt. 1, E248–259, 1988.

PETERSON, D. B. *et al*. Sucrose in the diet of diabetic patients – just another carbohydrate? **Diabetologia**, v. 29, n. 4, p. 216-220, 1986.

REISER, S. *et al*. Isocaloric exchange of dietary starch and sucrose in humans. II. Effect on fasting blood insulin, glucose, and glucagon and on insulin and glucose response to a sucrose load. **The American Journal of Clinical Nutrition**, v. 32, n. 11, p. 2206-2216, 1979.

REISER, S. *et al*. Serum insulin and glucose in hyperinsulinemic subjects fed three different levels of sucrose. **The American Journal of Clinical Nutrition**, v. 34, n. 11, p. 2348-2358, nov. 1981.

SHUKLA, A. P. *et al*. Carbohydrate-last meal pattern lowers postprandial glucose and insulin excursions in type 2 diabetes. **BMJ Open Diabetes Research & Care**, v. 5, n. 1, p. e000440, 14 set. 2017.

SHUKLA, A. P. *et al*. Effect of food order on ghrelin suppression. **Diabetes Care**, v. 41, n. 5, p. e76-e77, maio 2018.

SJØBERG, K. A. *et al*. Increases human skeletal muscle insulin sensitivity via coordinated increases in microvascular perfusion and molecular signaling. **Diabetes**, v. 66, n. 6, p. 1501-1510, jun. 2017.

SYLOW, L. *et al*. Exercise-stimulated glucose uptake: regulation and implications for glycaemic control. **Nature Reviews Endocrinology**, v. 13, n. 3, p. 133-148, 2017.

YANG, Q. *et al*. Added sugar intake and cardiovascular diseases mortality among US adults. **Journal of the American Medical Association**, v. 174, n. 4, p. 516-524, abr. 2014.

Preciso comer de 3 em 3 horas?

FABIANA BENATTI

Certamente algum profissional da saúde, provavelmente um nutricionista, já recomendou que você "comesse de 3 em 3 horas", principalmente se seu objetivo era emagrecer. Contudo, assim como ocorre com diversos mitos que cercam a alimentação saudável e o emagrecimento, faltam evidências que suportem essa recomendação.

A primeira premissa é a de que comer de 3 em 3 horas aumenta o metabolismo. Ela se baseia na hipótese de que, ao comer mais vezes ao dia, o metabolismo ficaria mais estimulado, levando ao aumento do gasto energético, e isso ajudaria a emagrecer. Contudo, não há uma comprovação disso. Há, sim, estudos que mostram que tanto o gasto energético quanto a utilização de gordura como fonte energética não se elevam com o aumento da frequência de ingestão alimentar. Ou seja, comer mais vezes ao dia ou de 3 em 3 horas não aumenta o gasto energético nem o quanto você "queima" de gordura.

Outra premissa acerca dessa recomendação é a de que, ao comer de 3 em 3 horas, você sente menos fome ao longo do dia, favorecendo o emagrecimento. Curiosamente, enquanto alguns estudos mostram que comer com maior ou menor frequência ao longo do dia não afeta as sensações de fome e saciedade, outros mostram que comer mais vezes ao dia pode sim levar à menor sensação de fome ao longo do dia. Isso, teoricamente, levaria a pessoa a comer menos, favorecendo o emagrecimento. Contudo, o que se observa nesses estudos é que, apesar de sentirem menos fome, sujeitos que comem com maior frequência não ingerem menos alimentos e, portanto, não consomem menos calorias, o que, por consequência, não favorece o emagrecimento.

O grande problema de essa recomendação ser feita de forma genérica é que, além de não necessariamente levar a um maior emagrecimento, pode trazer prejuízos à alimentação considerada saudável. Isso porque muitas pessoas passam a comer de 3 em 3 horas automaticamente, por achar que devem, independentemente de qualquer sensação de fome. Assim, perdem a capacidade de entender as sensações de fome e saciedade do seu organismo e de comer de acordo com elas. Certamente, não sentimos a mesma magnitude de fome todos os dias, isso depende de vários fatores. Há dias em que sentimos mais fome e, em outros, menos. Comer mais ou menos vezes ao dia deve obedecer a essas sensações.

Claro que a inserção previamente planejada de algum lanche entre refeições principais pode sim ser muito útil. Caso você saiba que irá chegar na refeição seguinte com aquela "fome de leão", que o faz perder o controle, é sim interessante inserir um lanche entre as refeições. Mas isso não quer dizer que todos devem comer, religiosamente, de 3 em 3 horas todos os dias. Isso deve ser pensado de acordo com as preferências e a rotina de cada um. Há pessoas que naturalmente fazem apenas de 2 a 3 refeições por dia; outras, em contrapartida, estão habituadas a fazer de 4 a 6 refeições por dia.

A automatização das refeições está entre as piores recomendações que um nutricionista ou um profissional da saúde pode fazer, pois pode levar ao consumo excessivo de alimentos e, portanto, de calorias em longo prazo. Precisamos, urgentemente, retomar a conexão que tínhamos ainda quando bebês e crianças: comer quando sentirmos fome e pararmos de comer quando nos sentirmos saciados!

REFERÊNCIAS

BACHMAN, J. L.; RAYNOR, H. A. Effects of manipulating eating frequency during a behavioral weight loss intervention: a pilot randomized controlled trial. **Obesity**, Silver Spring, v. 20, n. 5, p. 985-992, maio 2012.

CAMERON, J. D; CYR, M. J., DOUCET, E. Increased meal frequency does not promote greater weight loss in subjects who were prescribed an 8-week equi-energetic energy-restricted diet. **British Journal of Nutrition**, v. 103, n. 8, p. 1098-1101, abr. 2010.

LEIDY, H. J. *et al.* The effects of consuming frequent, higher protein meals on appetite and satiety during weight loss in overweight/obese men. **Obesity**, Silver Spring, v. 19, n. 4, p. 818-824, abr. 2011.

LEIDY, H. J.; CAMPBELL, W. W. The effect of eating frequency on appetite control and food intake: brief synopsis of controlled feeding studies. **Journal of Nutrition**, v. 141, n. 1, p. 154-157, jan. 2011.

OHKAWARA, K. *et al.* Effects of increased meal frequency on fat oxidation and perceived hunger. **Obesity**, Silver Spring, v. 21, n. 2, p. 336-343, fev. 2013.

TAYLOR, M. A.; GARROW, J. S. Compared with nibbling, neither gorging nor a morning fast affect short-term energy balance in obese patients in a chamber calorimeter. **International Journal of Obesity and Related Metabolic Disorders**, v. 25, n. 4, p. 519-528, 2001.

Dietas ou sucos detox funcionam?

GUILHERME ARTIOLI

Nosso organismo produz naturalmente substâncias tóxicas e que, portanto, precisam ser eliminadas. Um bom exemplo é a amônia (NH_3), produto do metabolismo de proteínas e de aminoácidos, que, sendo altamente tóxica, é rapidamente convertida pelo fígado em ureia (muito menos tóxica), que é então eliminada pelos rins. Além da amônia, inúmeras outras substâncias tóxicas são produzidas pelo nosso próprio organismo (aldeídos, por exemplo) ou chegam a ele por fontes externas. Elas podem ser inaladas na respiração, como é o caso dos poluentes da atmosfera, absorvidas pela pele ou ingeridas, como os remédios que tomamos.

Nosso corpo possui mecanismos para transformar essas substâncias em outras menos tóxicas, portanto, neutralizando-as, para então eliminá-las. Destaca-se, entre esses mecanismos, uma família de enzimas denominadas CYP450, que metaboliza inúmeras substâncias exógenas. Existem também substâncias que se ligam a produtos tóxicos, protegendo estruturas celulares mais nobres, como o DNA e as membranas, facilitando sua eliminação de forma mais segura. É o caso, por exemplo, da carnosina, que se liga a aldeídos tóxicos para que sejam eliminados pela urina.

Curiosamente, estudos têm mostrado que a redução da ingestão calórica reduz a formação de substâncias tóxicas associadas com o estresse oxidativo (isto é, problemas causados pelo excesso de radicais livres) e envelhecimento precoce. Logo, é correto afirmar que dietas em geral, desde que restritas em calorias, reduzem o aparecimento de substâncias tóxicas. Isso, no entanto, não significa que as eliminem: é mais provável que as dietas resultem em menor produção dessas substâncias. A maioria das dietas detox, por exemplo, é consideravelmente restrita em calorias e, portanto, pode-se esperar que haja menor formação de substâncias tóxicas. No entanto, é importante esclarecer que não há evidências indicando especificamente que essas dietas sejam capazes de eliminar produtos tóxicos. Assim, a ideia de fazer dieta detox para eliminar toxinas após uma semana de consumo intenso de álcool não tem respaldo científico. Quanto aos sucos detox, ainda que sejam naturais e possam ser considerados saudáveis, também não há evidências de que seu consumo elimine toxinas.

O melhor a se fazer é cuidar de seus hábitos para evitar a exposição a agentes que aumentem a produção de produtos tóxicos e deixar que seu organismo faça a parte dele, neutralizando-os e eliminando-os.

REFERÊNCIAS

CARVALHO, V. H. *et al.* Exercise and β-alanine supplementation on carnosine-acrolein adduct in skeletal muscle. **Redox Biology**, v. 18, p. 222-228, set. 2018.

HODGES, R. E., MINICH, D. M. Modulation of metabolic detoxification pathways using foods and food-derived components: a scientific review with clinical application. **Journal of Nutrition and Metabolism**, 2015. 23 p.

WARD, W. F. *et al.* Effects of age and caloric restriction on lipid peroxidation: measurement of oxidative stress by F2-isoprostane levels. **The Journals of Gerontology**, v. 60, n. 7, p. 847-851, jul. 2005.

Proteína vegetal é inferior à animal?

HAMILTON ROSCHEL

Quando pensamos nas proteínas presentes nos alimentos, podemos dividi-las em função do seu valor biológico da sua qualidade. Proteínas de alta qualidade são aquelas consideradas completas e que, portanto, contêm todos os aminoácidos essenciais (aqueles que nosso organismo não é capaz de produzir e que devemos consumi-los na dieta); já as de baixa qualidade são deficientes em pelo menos um aminoácido essencial. Uma outra forma de se classificar as proteínas é a partir da sua fonte ou origem, que pode ser animal ou vegetal.

Enquanto as proteínas animais são de alta qualidade, as vegetais, de maneira geral, são deficitárias em algum aminoácido essencial, apresentando menor qualidade. Isso faz com que vegetarianos restritos devam se atentar ainda mais para esse aspecto de suas dietas. Cabe ressaltar que proteínas de menor qualidade podem ser combinadas de maneira a fornecer todos os aminoácidos essenciais necessários para o adequado funcionamento do nosso organismo. O exemplo mais emblemático desse conceito é a famosa dupla arroz e feijão. Ao passo que o primeiro é deficiente no aminoácido lisina e rico em metionina, o segundo apresenta um perfil exatamente inverso. Se combinados, o fornecimento dos aminoácidos essenciais é garantido.

Sendo o consumo de proteínas um desencadeador importante de respostas orgânicas relacionadas ao aumento da massa muscular, a discussão acerca dos efeitos dos diferentes tipos de proteína (vegetal ou animal) tem tomado lugar de destaque na nutrição.

Até pouco tempo, acreditava-se que proteínas animais apresentassem maior potencial anabólico quando comparadas às vegetais, e uma vez que as primeiras apresentam maior potencial anabólico, são capazes de induzir respostas fisiológicas ligadas ao aumento de massa muscular mais potentes do que as vegetais. Entretanto, mais recentemente, a ciência demonstrou que, se consumidas em quantidades adequadas, as proteínas vegetais não oferecem nenhuma desvantagem em relação às animais no que diz respeito aos seus efeitos sobre a massa muscular. Contudo, é importante lembrar que os alimentos de fontes vegetais são, de maneira geral, muito menos densos em relação ao conteúdo de proteínas – ou seja, têm menos proteína por quantidade (em peso) de alimento – quando comparados aos alimentos de fonte animal. Assim, seria necessário consumir um volume significativamente maior de alimentos vegetais de forma a equiparar a quantidade total de proteínas recomendadas para o ganho de massa muscular, o que nem sempre é factível sob o ponto de vista nutricional.

REFERÊNCIAS

HEVIA-LARRAÍN, V. *et al*. Does exclusive consumption of plant-based dietary protein impair resistance training-induced muscle adaptations? **Medicine & Science in Sports & Exercise**, v. 51, n. 6, p. 790, jun. 2019.

MORTON, R. W. *et al*. A systematic review, meta-analysis and meta-regression of the effect of protein supplementation on resistance training-induced gains in muscle mass and strength in healthy adults. **British Journal of Sports Medicine**, v. 52, n. 6, p. 376-384, mar. 2018.

PHILLIPS, S. M. The impact of protein quality on the promotion of resistance exercise-induced changes in muscle mass. **Nutrition & Metabolism**, London, v. 13, n. 64, 29 set. 2016.

Sal faz mal?

GUILHERME ARTIOLI

O sal – ou sal de cozinha, como conhecemos – é uma molécula composta por dois elementos, cloro e sódio, que se ligam formando o cloreto de sódio, ou NaCl. Em nosso organismo, tanto o cloro (íons Cl⁻) como o sódio (íons Na⁺) são imprescindíveis para o correto funcionamento de todas as nossas células, tecidos, órgãos e sistemas. Por esse motivo, as quantidades desses íons, assim como de outros (é o caso, por exemplo, do potássio, K⁺), são muito bem reguladas. É o que chamamos de equilíbrio iônico, ou equilíbrio eletrolítico (os íons também são chamados de eletrólitos, já que eles criam um ambiente capaz de conduzir corrente elétrica).

E é justamente essa propriedade de condução de eletricidade que torna os íons tão importantes. A condução dos estímulos nervosos em nosso cérebro e em nossos nervos é feita essencialmente às custas de movimentos de íons entrando e saindo das células. A contração dos músculos, sejam eles voluntários (como os que mexem nossos braços e pernas), sejam involuntários (como os que movimentam nossas vísceras, regulam o calibre de nossas artérias ou o nosso batimento cardíaco), também depende do movimento de íons para dentro e para fora das células. Uma vez que os eletrólitos têm a propriedade de atrair água (lembra que o saleiro entope em dias úmidos?), eles também têm a função de regular a quantidade de água nos diferentes compartimentos corporais. Logo, os sais são fundamentais para o equilíbrio hidroeletrolítico, para a adequada distribuição de água corporal e para o funcionamento do organismo como um todo.

No Brasil e em outros países, o sal de cozinha vendido comercialmente é enriquecido com iodo, outro elemento essencial para o funcionamento da glândula tireoide e do sistema nervoso, frequentemente consumido em quantidades abaixo do ideal.

O consumo de sal iodado é importante para evitar deficiências desse nutriente. Portanto, não é exagero dizer que o consumo de sal é imprescindível para nossa saúde.

O problema passa a ser quando o sal é ingerido em quantidades excessivas, gerando maior risco de aumento crônico da pressão arterial. Isso parece ocorrer por pelo menos dois motivos distintos: 1) o excesso de sal na circulação sanguínea aumenta a quantidade de água e, portanto, aumenta o volume sanguíneo circulante, resultando em aumento da pressão; 2) o excesso de sal age diretamente nas células que compõem a parede dos vasos sanguíneos, denominadas endotélio, tornando os vasos mais rígidos e constritos.

Além disso, o excesso de sal também representa carga de trabalho extra aos rins, que precisarão eliminá-lo. Embora isso provavelmente não represente risco a indivíduos saudáveis (pelo menos em se tratando de quantidades moderadamente altas de sal), evidências indicam que isso pode acelerar a progressão de doença renal em pessoas com predisposição ou com doença renal preexistente.

Se o excesso de sal pode ser prejudicial, seu consumo excessivamente baixo também não é livre de problemas, e pode aumentar a ocorrência de câimbras, resultar em uma condição clínica chamada hiponatremia e até aumentar a mortalidade em pacientes com insuficiência cardíaca.

A literatura científica é clara ao indicar que não há benefícios na restrição excessiva de sal, assim como não há em seu consumo excessivo, ao contrário, ambas situações podem resultar em maior risco de desenvolvimento de problemas de saúde. Como sempre, é imperioso exercitar o equilíbrio e a moderação. As diretrizes atuais de ingestão diária de sal recomendam cerca de 3-5 g de sal de cozinha por dia. Logo, não parece ser necessário retirar o sal (e o sabor) de suas comidas. No entanto, reduzir o consumo de alimentos ricos em sal e sódio, sobretudo os industrializados, processados e ultraprocessados, pode ser uma boa dica, não só para adequar o consumo de sal de sua dieta, mas também para que sua dieta seja mais saudável de forma geral.

REFERÊNCIAS

HA, S. K. Dietary salt intake and hypertension. **Electrolyte Blood Press**, v. 12, n. 1, p. 7-18, jun. 2014.

LIM, G. B. Hypertension: salt restriction might lower blood pressure, but are there any beneficial effects on mortality? **Nature Reviews Cardiology**, v. 8, n. 9, p. 479, 26 jul. 2011.

SANDERS, P. W. Salt intake, endothelial cell signaling, and progression of kidney disease. **Hypertension**, v. 43, n. 2, p. 142-146, 5 jan. 2004.

TAYLOR, R. S. *et al*. Reduced dietary salt for the prevention of cardiovascular disease: a meta-analysis of randomized controlled trials (Cochrane review). **American Journal of Hypertension**, v. 24, n. 8, p. 843-853, ago. 2011.

"Pular" o café da manhã emagrece?

HAMILTON ROSCHEL

A ideia de que o café da manhã é a refeição mais importante do dia não é nova. No começo do século XX, Lenna Frances Cooper – mentorada pelo inventor do cereal matinal corn flakes dr. John H. Kellogg – publicou um artigo no qual defendia esse conceito. Interessante notar como, mais de um século depois, o debate acadêmico sobre o tema ainda persiste.

Limitações metodológicas típicas de estudos dessa natureza, como a duração da intervenção, controle sobre fatores de confusão, etc., levam a resultados inconsistentes, com uma parcela dos estudos apontando para efeitos positivos do consumo do café da manhã, enquanto outra parte os contesta. Apesar da aparente inconsistência na literatura, estudos que investigam os efeitos do consumo do café da manhã sobre mecanismos ligados ao controle do peso corporal, como controle do apetite e saciedade, apresentam resultados interessantes.

Alguns pontos relacionados à composição nutricional do café da manhã parecem ser importantes. Primeiramente, o conteúdo de proteínas no café da manhã é um dos fatores que interfere na resposta de saciedade, e refeições matinais com pelos menos 30 g de proteína têm demonstrado maiores efeitos. A consistência é outro aspecto relevante. Alimentos sólidos, em comparação àqueles de mesma quantidade de calorias e proteínas, porém na forma líquida, como sucos, shakes, etc., demonstram-se mais efetivos em aumentar a saciedade. O volume de alimentos também parece ser potencialmente importante, e cafés da manhã com maior volume e quantidade calórica (> 350 kcal) de alimentos são mais efetivos em reduzir a quantidade total de alimentos consumidos ao longo do dia, quando comparados a refeições matinais de menor volume, conforme demonstrou Heather Leidy e sua equipe, em artigo publicado em 2013.

O hábito individual também é um fator crucial para essa discussão; ou seja, indivíduos acostumados a "pular" o café da manhã são os que mais se beneficiam da sua inclusão, no que diz respeito ao seu efeito sobre a saciedade, enquanto aqueles que consomem o café da manhã de maneira habitual são os que reportam mais fome e menos saciedade, quando o deixam de fazer.

Dessa forma, embora a literatura ofereça algum suporte para a inclusão do café da manhã, haja vista seu potencial efeito sobre a modulação da fome e saciedade, esse parece ter um efeito apenas modesto, reforçando a ideia de que as intervenções nutricionais voltadas para o emagrecimento não têm uma solução isolada, e todas as informações, inclusive os hábitos dos pacientes, devem ser levadas em consideração.

REFERÊNCIAS

BROWN, A. W.; BROWN, M. M. B.; ALLISON, D. B. Belief beyond the evidence: using the proposed effect of breakfast on obesity to show 2 practices that distort scientific evidence. **The American Journal of Clinical Nutrition**, v. 98, n. 5, p. 1298-1308, nov. 2013.

LEIDY, H. J. *et al*. Beneficial effects of a higher-protein breakfast on the appetitive, hormonal, and neural signals controlling energy intake regulation in overweight/obese, "breakfasts kipping", late-adolescent girls. **The American Journal of Clinical Nutrition**, v. 97, n. 4, p. 677-688, abr. 2013.

LEIDY, H.; RACKI, E. The addition of a protein-rich breakfast and its effects on acute appetite control and food intake in "breakfast-skipping" adolescents. **International Journal of Obesity**, v. 34, n. 7, p. 1125-1133, 2010.

ODEGAARD, A. O. *et al*. Breakfast frequency and development of metabolic risk. **Diabetes Care**, v. 36, n. 10, p. 3100-3106, out. 2013.

Carne vermelha causa câncer?

HAMILTON ROSCHEL

Tão envolto por polêmicas quanto o ovo, a carne vermelha – e seus possíveis malefícios – está, sem dúvida, entre os assuntos mais discutidos na nutrição.

Em 2015, a Agência Internacional de Pesquisa em Câncer, um órgão vinculado à Organização Mundial da Saúde, emitiu um parecer sobre o potencial carcinogênico relacionado ao consumo de carne vermelha, classificando-a como "provavelmente carcinogênica" em humanos, enquanto as carnes processadas (carnes salgadas, defumadas, embutidas, curadas, fermentadas, etc.) foram classificadas como "carcinogênicas".

O possível mecanismo relacionado a esse potencial efeito está ligado à presença de compostos carcinogênicos presentes em carnes cruas submetidas à cocção em altas temperaturas ou em carnes processadas curadas ou defumadas. A partir desse momento, vários pesquisadores se dedicaram ao escrutínio da literatura relacionada ao tema em busca de evidências que melhor substanciem essa posição. É importante ressaltar que os mecanismos ligados ao desenvolvimento do câncer de cólon (especialmente relacionado ao consumo de carnes vermelhas) não está absolutamente elucidado. Isto, somado aos fatores de confusão e modelos empregados na ciência para investigação do tema, torna assunções absolutamente assertivas um tanto mais complicadas. Diferentes estudos apresentam resultados distintos, ora isentando as carnes da incidência de câncer, ora apontando-as como fator de predisposição para o seu desenvolvimento. Apesar disso, embora o conjunto de evidências em vários níveis (desde estudos epidemiológicos até experimentais) não seja absolutamente conclusivo, e ainda que se reconheça o importante papel das carnes na nutrição, recomenda-se a moderação no consumo desse alimento, em especial a carne processada.

REFERÊNCIAS

ALEXANDER, D. D. *et al.* Red meat and colorectal cancer: a quantitative update on the state of the epidemiologic science. **Journal of the American College of Nutrition**, v. 34, n. 6, p. 521-543, 2015.

JOHNSTON, B. C. *et al.* Unprocessed red meat and processed meat consumption: dietary guideline recommendations from the nutritional recommendations (NutriRECS) consortium. **Annals of Internal Medicine**, v. 171, n. 10, p. 756-764, 19 nov. 2019.

KAPPELER, R.; EICHHOLZER, M.; ROHRMANN, S. Meat consumption and diet quality and mortality in NHANES III. **European Journal of Clinical Nutrition**, v. 67, n. 7, p. 598-606, jun. 2013.

LARSSON, S. C.; ORSINI, N. Red meat and processed meat consumption and all-cause mortality: a meta-analysis. **American Journal of Epidemiology**, v. 179, n. 3, p. 282-289, 1 feb. 2014.

WORLD HEALTH ORGANIZATION (WHO). International Agency for Research on Cancer. IARC monographs evaluate consumption of red meat and processed meat. **International Agency for Research on Cancer**, press release, n. 240, 26 out. 2015. Disponível em: https://www.iarc.fr/en/media-centre/pr/2015/pdfs/pr240_E.pdf. Acesso em: 17 fev. 2020.

IV. EXISTE UMA ALIMENTAÇÃO IDEAL?

O que é comer saudável?

DESIRE COELHO

Já discutimos vários temas relacionados a alimentação e dietas restritivas. Esperamos que muitas dúvidas tenham sido esclarecidas e que tenhamos conseguido ajudá-lo a fazer escolhas mais saudáveis, baseadas em evidências científicas. Afinal, de que adianta seguir a dieta restritiva mais famosa se você fica apenas pensando em quando ela irá acabar? Se você passa os dias sonhando em comer algo especial e, quando come, acaba exagerando e ficando com a sensação de culpa e fracasso... será que isso é saudável?

Nesta época de terrorismo nutricional em que vivemos, temos muita informação contraditória e polarizada, inclusive vinda de profissionais da saúde, que acabam por classificar mais ou menos assim os alimentos:

- os que emagrecem × os que engordam;
- os que causam inflamação × os anti-inflamatórios;
- os que previnem câncer × os que causam, etc.

É plenamente possível ter uma alimentação saudável sem esses radicalismos, comendo carboidratos, leite e derivados (se você os tolera bem), carne e até mesmo doces, desde que com equilíbrio, conhecendo e respeitando o seu corpo. O que importa mesmo é o que fazemos e comemos na maior parte do tempo. E, apesar de ainda existirem muitas dúvidas na ciência da nutrição, deixamos três dicas principais para uma alimentação saudável:

1. "COMA, MAS NÃO MUITO; PRIORIZE UMA ALIMENTAÇÃO À BASE DE VEGETAIS." (MICHAEL POLLAN)

Não comemos carboidratos, proteínas ou gorduras isolados – comemos comida –, e isolar o efeito deles pode ser útil para os cientistas, mas não para a população em geral. Por isso, nos últimos anos, os próprios pesquisadores estão tentando retomar o que importa, abordando alimentos, e não apenas nutrientes, nas pesquisas e nas recomendações para a população. Isso ocorre, por exemplo, em nosso mundialmente aclamado *Guia alimentar para a população brasileira*.

A regra de ouro do guia é fazer dos alimentos *in natura* e minimamente processados a base da alimentação. Além disso, recomenda que limitemos o consumo de alimentos processados e que evitemos os alimentos ultraprocessados. Estudos recentes, como o da pesquisadora Jennifer Poti e seus colaboradores, publicado em 2017, associam o alto consumo de alimentos ultraprocessados com obesidade e diversas de suas comorbidades em diferentes populações do mundo, o que demonstra que nosso guia segue na direção correta ao enfatizar uma alimentação mais natural e diretamente relacionada com qualidade de vida e saúde.

- **Alimentos *in natura*** são aqueles que encontramos na natureza, obtidos diretamente de plantas ou animais (exemplos: carnes, verduras, frutas e legumes, ovo e leite).

- **Alimentos minimamente processados** passam por processos como limpeza, moagem e pasteurização, mas não agregam substâncias aos alimentos (exemplos: arroz, feijão, lentilhas, cogumelos, farinha de mandioca e massas frescas, leite pasteurizado).

- **Alimentos processados** recebem adição de sal ou açúcar para serem mais duráveis e atraentes (exemplos: conservas em salmoura, compotas de frutas, carnes salgadas e defumadas, queijos, sardinha e atum em lata).

- **Alimentos ultraprocessados** contêm pouco ou nenhum alimento fresco e muitos aditivos, como corantes e conservantes (exemplos: salsicha, biscoitos, sorvete, molhos prontos, misturas para bolo, macarrão instantâneo, refrigerantes e congelados).

! É importante frisar que nem todo alimento industrializado é ultraprocessado ou até mesmo processado: para descobrir isso é preciso ler o rótulo, principalmente a lista de ingredientes!

O guia também destaca dez passos importantes para adotar uma alimentação saudável, como veremos a seguir:

1. Fazer de alimentos *in natura* ou minimamente processados a base da alimentação.

2. Utilizar óleos, gorduras, sal e açúcar em pequenas quantidades ao temperar, ao cozinhar alimentos e ao criar preparações culinárias.

3. Limitar o consumo de alimentos processados.

4. Evitar o consumo de alimentos ultraprocessados.

5. Comer com regularidade e atenção, em ambientes apropriados e, sempre que possível, em companhia.

6. Fazer compras em locais que ofertem variedades de alimentos *in natura* ou minimamente processados.

7. Desenvolver, exercitar e partilhar habilidades culinárias.

8. Planejar o uso do tempo para dar à alimentação o espaço que ela merece.

9. Dar preferência, quando fora de casa, a locais que servem refeições feitas na hora.

10. Ser crítico quanto a informações, orientações e mensagens sobre alimentação veiculadas em propagandas comerciais.

Uma das inovações do nosso guia é que ele orienta sobre quais alimentos devemos priorizar e como devemos comê-los, incentivando que cada um cozinhe seus próprios alimentos, coma conforme sua fome e saciedade, compartilhe refeições com amigos e familiares. Isso porque, quando o assunto é alimentação, precisamos considerar não só o que se come, mas também como se come, por que se come, o que se pensa e o que se sente antes, durante e depois das refeições.

2. COMA QUANDO ESTIVER COM FOME, PARE QUANDO ESTIVER SACIADO!

Essa frase é simples, mas não necessariamente fácil de ser seguida. Comer conforme nossos sinais internos de fome e saciedade tem se mostrado a melhor estratégia de comer saudável. Apesar de óbvia, por diversos motivos, muitas pessoas têm dificuldade em identificar esses momentos. É comum pessoas que vão comer apenas quando já estão famintas, por exemplo, e, nesse momento, a capacidade que temos de fazer escolhas adequadas para a nossa alimentação diminui. Entramos em um modo voraz e nossos instintos se afloram. Nesses momentos, toda comida parece apetecer, principalmente aquelas ricas em sal, gordura e açúcar – evolutivamente somos adaptados a preferir esses nutrientes e, em um momento de escassez, é o que nosso corpo deseja. Tente lembrar as vezes em que você chegou com muita fome ao supermercado ou chegou faminto a algum restaurante: foi tranquilo dizer não para o pão da entrada? Ou então não escolher o prato com uma fritura ou algo cheio de creme e queijos? Nessas ocasiões comemos vorazmente alimentos para os quais normalmente seria fácil dizer não, e, ao terminar, muitas vezes podemos nos sentir estufados, com a sensação de exagero. Por isso, cuidado! Fique atento à sua fome e responda a ela antes que ela aumente demais.

Para conseguir respeitar os sinais internos, é fundamental estar presente e atento ao próprio corpo no momento da refeição. Se você tem dificuldades nisso, os princípios do "mindful eating" (comer com atenção plena) e do "intuitive eating" (comer intuitivo) podem ajudá-lo nesse processo. Entre os pontos fundamentais, um dos mais importantes é honrar o momento da refeição – quando estiver comendo, foque no que está fazendo, sem multitarefa. Deixe de lado o celular, saia da frente do computador e esteja presente na refeição. Você gosta de comer? Então curta cada momento. Qual o aroma, a textura e os diferentes sabores daquele alimento? O que mais lhe agrada naquele momento? Será que você já está saciado e pode parar de comer ou ainda está com fome? Questionar-se no momento da refeição nos ajuda a entender o que e quanto precisamos comer, e isso varia dia a dia.

Mesmo prestando atenção ao corpo, algumas pessoas podem confundir a fome física com a fome emocional. Para identificar a fome emocional, pare um segundo e reflita se você, mesmo sem fome física, frequentemente come para aliviar momentos de ansiedade, cansaço, estresse, angústia, tédio ou algum tipo de desconforto.

A vontade de comer por motivos emocionais pode surgir de repente, e ela nem sempre está relacionada com a quantidade do que se come, mas sim com as escolhas alimentares. Nesses momentos, os chamados "comfort foods" (ou alimentos de conforto) são os mais consumidos, sendo comumente ricos em carboidratos, especialmente açúcares, por serem uma fonte imediata de prazer e recompensa.

Não existe uma solução única ou mesmo rápida. Cada caso precisa ser avaliado e compreendido individualmente, mas algumas opções são:

- Tenha certeza de que não está restringindo demais sua alimentação.
- Entenda as circunstâncias em que esse comportamento ocorre (tente identificar horários ou situações específicas que desencadeiem a reação).
- Trace um plano de ação (saia de casa com lanches gostosos, melhore a qualidade e/ou quantidade das suas refeições, melhore o sono, pratique o autocuidado, mude sua rotina, etc.).

Caso a dificuldade persista, procure um nutricionista capacitado em comportamento alimentar para ajudá-lo nesse processo.

O QUE A PESSOA COM FOME EMOCIONAL PODE FAZER?

3. CUIDE DO SEU ENTORNO!

Estamos em uma época em que há abundância de comida, principalmente ultraprocessada, em todos os lugares. Isso faz com que aumente o consumo espontâneo, quase impulsivo de alguns alimentos – a pessoa passa no caixa para pagar uma compra e pega um chocolate, chega em casa e come um pão que está em cima da mesa da cozinha... Esse consumo quase que sem pensar, automático, pode trazer prejuízos como ganho de peso e outros problemas para a saúde. Por isso, crie um ambiente que aumente a possibilidade de você fazer boas escolhas. E, em vez de achar que precisa fazer grandes mudanças em sua vida para isso acontecer, opte por começar pequeno. Seguem algumas dicas:

- Tire um momento da sua semana para organizar lanches e refeições. Ter uma diretriz do que comer durante a semana ajuda a não ter de fazer escolhas quando estiver faminto.

- Em casa, use pratos, copos e demais utensílios pequenos e coloridos – tendemos a servir porções menores com eles e isso não diminui a nossa saciedade.

- Tenha apenas alimentos *in natura* à vista na geladeira e nos demais cômodos da casa (cuidado com potes de biscoitos, sacos de pão em cima da mesa, etc.).

- Se tem algum alimento que você sempre exagera quando come, não o tenha à vista em casa. Quando tiver uma vontade muito grande de consumi-lo, compre uma porção individual suficiente para matar sua vontade e pronto. Não leve porções extras para casa.

- Quando for a um restaurante tipo buffet, antes de começar a se servir, veja tudo o que está sendo oferecido e só então faça suas escolhas.

Além das dicas acima, tenha em mente que muitas pessoas guiam o comer conforme o tamanho da porção servida. Por isso, organize-se, planeje suas refeições e atente-se ao ambiente e aos sinais do seu corpo antes de servir a comida. Questione-se quanto ao tamanho da sua fome e coma de modo proporcional a ela, e não da porção oferecida.

COMO SABER SE ESTOU ADOTANDO UMA ALIMENTAÇÃO SAUDÁVEL?

Não fique preso a um modelo fechado de alimentação: nossa alimentação irá variar conforme nossa fome, nossas necessidades nutricionais, nossas preferências alimentares, nosso ambiente, nosso estado emocional e nossa vida social. Note, ainda, que cada um desses itens pode mudar de um dia para o outro! Assim, a ideia de comermos sempre as mesmas coisas, nas mesmas quantidades (modelo tipicamente empregado em prescrições dietéticas) e ainda por cima nos sentirmos bem fazendo isso é, no mínimo, irreal. Por isso, tente entender as verdadeiras necessidades do seu corpo. Ao se questionar sobre elas, você conseguirá conhecê-las melhor e, com o tempo, irá responder a elas de modo mais adequado. Basta ter um pouco de paciência e disposição para acertar, e também errar de vez em quando, pois faz parte.

REFERÊNCIAS

BRASIL. Ministério da Saúde. Secretaria de Atenção à Saúde. Departamento de Atenção Básica. **Guia alimentar para a população brasileira**. 2. ed., 1. reimpr. Brasília: Ministério da Saúde, 2014.

HALL, K. D. *et al*. Ultra-processed diets cause excess calorie intake and weight gain: an inpatient randomized controlled trial of ad libitum food intake. **Cell Metabolism**, v. 30, n. 1, p. 67-77, 2 jul. 2019.

MONTEIRO, C. A *et al*. Ultra-processed foods: what they are and how to identify them. **Public Health Nutrition**, v. 22, n. 5, p. 936-941, abr. 2019.

POTI, J. M.; BRAGA, B; QIN, B. Ultra-processed food intake and obesity: what really matters for health-processing or nutrient content? **Current Obesity Reports**, v. 6, n. 4, p. 420-431, dez. 2017.

Sobre os autores

BRUNO GUALANO

Bacharel e doutor em educação física pela Escola de Educação Física e Esporte da Universidade de São Paulo (EEFE-USP), com pós-doutorado em ciências pela Faculdade de Medicina da Universidade de São Paulo (FMUSP). Pesquisador do Laboratório de Avaliação e Condicionamento em Reumatologia (HC-FMUSP) e do Grupo de Pesquisa em Fisiologia Aplicada e Nutrição (FMUSP/EEFE-USP). Ex-professor associado do Departamento de Biodinâmica do Movimento Humano da EEFE-USP (2010-2018). Professor associado do Departamento de Clínica Médica da FMUSP (desde 2018). Professor visitante na Nottingham Trent University (Inglaterra) e na Waikato Institute of Technology (Nova Zelândia). Tem como linhas de pesquisa: efeitos terapêuticos do exercício e nutrição aplicada ao exercício.

DESIRE COELHO

Bacharel em nutrição pelo Centro Universitário São Camilo e em esporte pela Escola de Educação Física e Esporte da Universidade de São Paulo (EEFE-USP). Doutora em ciências pelo Instituto de Ciências Biomédicas da Universidade de São Paulo (ICB-USP), sendo uma parte da formação realizada no Institut National de la Recherche Agronomique (INRA), em Paris. Mestre em educação física pela EEFE-USP. Especialista em análise do comportamento pelo Instituto Biomédico de Análises Clínicas (IBAC). Cursa o aprimoramento em transtornos alimentares do AMBULIM, do Instituto de Psiquiatria do Hospital das Clínicas da Faculdade de Medicina da Universidade de São Paulo (IPq-HC-FMUSP). Coautora do livro *A dieta ideal.*

FABIANA BENATTI

Bacharel, mestre e doutora em educação física pela Escola de Educação Física e Esporte da Universidade de São Paulo (EEFE-USP) e bacharel em nutrição pela Faculdade de Saúde Pública da Universidade de São Paulo (FSP-USP), com pós-doutorado na Universidade de Copenhagen (Dinamarca) e na Faculdade de Medicina da Universidade de São Paulo (FMUSP). É professora do curso de nutrição da Faculdade de Ciências Aplicadas da Universidade Estadual de Campinas (FCA-Unicamp).

GUILHERME ARTIOLI

Bacharel, mestre e doutor em educação física pela Escola de Educação Física e Esporte da Universidade de São Paulo (EEFE-USP), com pós-doutorado realizado no Laboratório de Nutrição e Metabolismo da EEFE-USP e na Nottingham Trent University (Inglaterra). Atualmente é professor doutor da EEFE-USP, dedicado à área de fisiologia aplicada e nutrição. É membro do Grupo de Pesquisa em Fisiologia Aplicada e Nutrição da Faculdade de Medicina e da Escola de Educação Física e Esporte da Universidade de São Paulo (FMUSP/EEFE-USP) e coordenador do Laboratório de Genética Aplicada e Nutrição (EEFE-USP). Atuou como Lecturer in Exercise Physiology and Nutrition, na Nottingham Trent University, de dezembro de 2016 a dezembro de 2017. Suas principais linhas de pesquisa são: recursos ergogênicos e estratégias nutricionais para o esporte, suplementos alimentares e saúde, e fisiologia dos dipeptídeos histidínicos (carnosina, histidina e compostos similares).

HAMILTON ROSCHEL

Bacharel e doutor em educação física pela Escola de Educação Física e Esporte da Universidade de São Paulo (EEFE-USP), com pós-doutorado também na Universidade de São Paulo (USP) e mestrado em biologia funcional e molecular pela Universidade Estadual de Campinas (Unicamp). Também é bacharel em nutrição pela Universidade Paulista (UNIP) e atua como professor da EEFE-USP, coordenador do Grupo de Pesquisa em Fisiologia Aplicada e Nutrição da Faculdade de Medicina e da Escola de Educação Física e Esporte da Universidade de São Paulo (FMUSP/EEFE-USP) e pesquisador do Laboratório de Avaliação e Condicionamento em Reumatologia da Faculdade de Medicina da Universidade de São Paulo (HC-FMUSP). Tem como linhas de pesquisa: efeitos terapêuticos do exercício e da nutrição em doenças crônicas e no envelhecimento, nutrição aplicada ao exercício, recursos ergogênicos e estratégias nutricionais para o esporte, suplementos alimentares e saúde, e adaptações neuromusculares ao treinamento de força.

OS AUTORES CRIARAM O CANAL DE DIVULGAÇÃO CIENTÍFICA
CIÊNCIA INFORMA (HTTP://WWW.CIENCIAINFORMA.COM.BR/),
EM QUE DISCUTEM AS ESTRATÉGIAS NUTRICIONAIS E OS PROGRAMAS DE
TREINAMENTO FÍSICO MAIS APROPRIADOS AOS QUE BUSCAM MELHOR SAÚDE
OU DESEMPENHO ESPORTIVO.